뱃속아기와 나누고 싶은 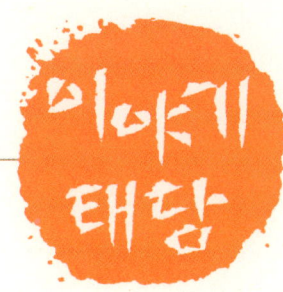 이야기 태담

이 책이 나오기까지 많은 분들의 도움이 있었습니다. 그분들께 다시 한번 감사드립니다.

피천득 | 박완서 | 이해인 | 정채봉 | 김병규 | 이현주 | 선안나 | 손연자 | 김창완 | 서진석
대한태교연구회 | 탁틴맘 | 국립중앙박물관 | 서울시립미술관 | 환기미술관 | 장욱진미술문화재단
가나아트 | 갤러리 현대 | (주)운보와 사람들 | 박수근 유가족 | 최승천 | 한애규 | 박순애

이 책에 실린 글과 그림은 모두 저작권자의 승인을 받아 저작권료를 지불하고 사용한 것임을 밝힙니다.

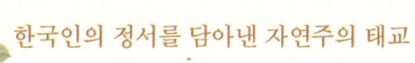 한국인의 정서를 담아낸 자연주의 태교

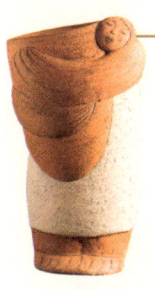

뱃속아기와 나누고 싶은

태담 | 백미숙 글 | 피천득 · 박완서 · 이해인 · 정채봉 · 김병규 외
그림 | 김기창 · 김환기 · 박수근 · 이중섭 · 장욱진 · 이만익 · 이왈종 외

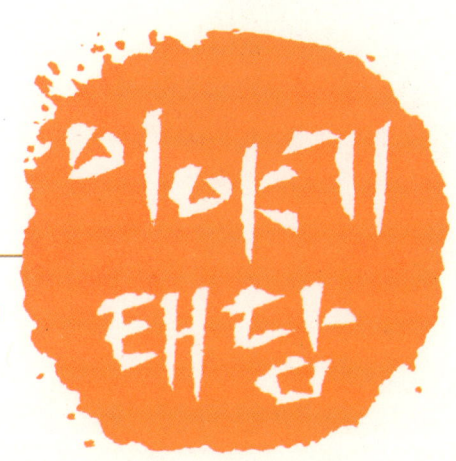
이야기 태담

한울림

글 싣는 순서

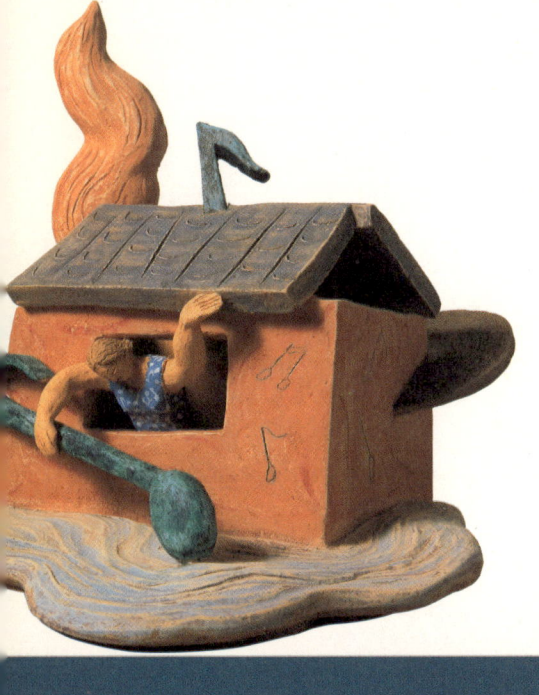

시작에 앞서

당신은 세상에서 가장 행복한 사람입니다 | 백미숙

태담, 뱃속아기가 원하는 가장 훌륭한 사랑의 선물 | 박문일

아기의 배냇이름을 지어주세요 | 편집부

1

우리 안에 깃든 아기에게

태몽동화	안녕, 아가야	백미숙	18
동시	별을 보며	이해인	22
	아가의 오는 길	피천득	24
엄마를 위한 이야기	참으로 놀랍고 아름다운 일	박완서	26
이야기가 있는 동요	구슬비	38
아빠가 띄우는 편지	사랑의 타전	서진석	40

2

아기와 함께 꿈꾸기

동화	개미네 꽃밭 / 백미숙	46
동시	낮잠 / 윤일주	50
엄마를 위한 이야기	그림속의 문 / 선안나	52
옛이야기	젊어지는 샘물	58
이야기가 있는 동요	과수원 길	62

3 우리가 함께 살아갈 세상

분류	제목	쪽
동화	오른쪽이와 동네한바퀴 | 백미숙	68
이야기가 있는 동요	해야 해야 잠꾸러기 해야 | 백창우	74
	큰 산 | 이문구	78
엄마를 위한 이야기	섬마섬마 | 김병규	80
아빠가 띄우는 편지	희망의 세상을 안아보렴 | 서진석	90

4 아름다운 사람, 아름다운 만남

분류	제목	쪽
우화	황새똥과 왕모래 | 이현주	96
이야기가 있는 동요	기찻길 옆 오막살이 | 강원희	100
엄마를 위한 이야기	서영이와 난영이 | 피천득	104
동화	당근 한 개 주세요 | 손연자	108
전래동요	나무노래	112
명화태담	장욱진의 〈멍석〉	114

5 우리 품에 안길 너를 기다리며

분류	제목	쪽
동화	진주 | 정채봉	120
전래동요	엄마품	124
옛이야기	하늘의 자손	126
동시	영치기 영차 | 박소농	130
엄마를 위한 이야기	취중(醉中) | 김창완	132
이야기가 있는 동요	섬집아기	138
엄마가 띄우는 편지	우리들의 아기는 살아있는 기도라네 | 고정희	142

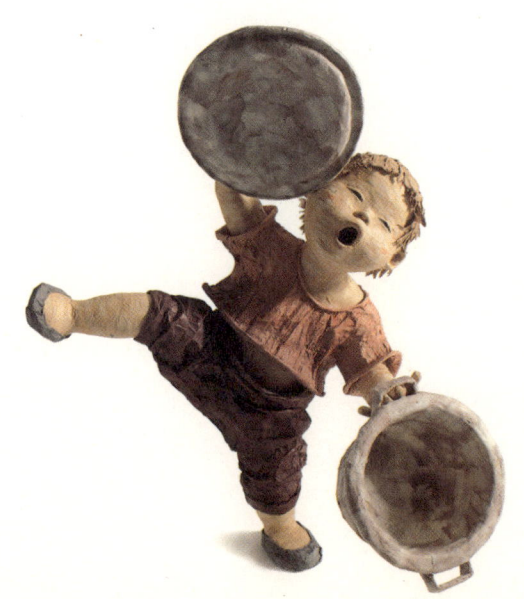

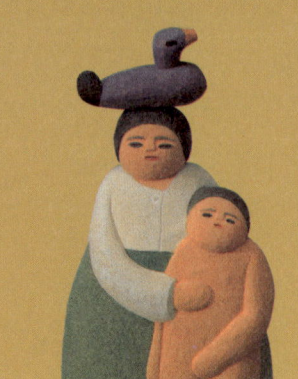

"당신은 세상에서 가장 행복한 사람입니다

임신을 축하드립니다!

이제 곧 엄마가 될 당신은 세상에서 가장 행복한 여인입니다.

당신처럼 제게도 아이들이 있어요. 여덟 살, 일곱 살의 사내아이들입니다. 저는 이 아이들을 보물이라고 부르지요. 이 세상에 나서 가장 잘한 일 가운데 하나가 바로 이 아이들을 낳은 일이라고 생각한답니다.

물론, 아이를 낳고 기르며 힘든 일도 많았어요. 그런데 이제 돌이켜보니 괴로웠던 일들은 생각나지 않고, 기쁜 순간들만 보석처럼 알알이 떠오르는군요. 아기를 낳는 일은 여자만의 특권이며 축복입니다. 아이를 낳아 기르면서 행복했고, 아이를 사랑하면서 사랑의 갈증을 잊을 수 있었습니다.

지금 제게는 잉태의 기억이 다시는 돌아갈 수 없는 실낙원처럼 느껴집니다. 아기가 뱃속에 있을 때의 충만한 느낌, 그 작디작은 생명이 내게로 와서 하나의 인간으로 여물어가던 보람, 그 꼬물거리던 움직임과 생명을 품은 경이로움, 자부심…….

그래서 전 요즘도 임신한 여인을 보면 '참 좋겠다!' 소리가 절로 나온답니다.

이제 제 아이들은 훌쩍 자라버렸지만, 다시 아기를 잉태한 엄마의 마음이 되어 이 책을 준비했습니다.

태담은 뱃속아기와 엄마 아빠가 나누는 이야기입니다.

한번도 보지 못한, 그래서 그 존재가 느껴지지 않는 아기에게 처음 말을 걸려면 입이 잘 떨어지지 않지요. 쑥스러워서 누가 보지 않나 주위를 둘러보게도 되고요.

그런 엄마들을 위해 아기와 함께 할 이야깃거리를 마련했습니다.

〈이야기 태담〉에는 시와 동화, 수필, 옛이야기, 예비 엄마 아빠가 아기에게 띄우는 편지글이 실려 있습니다. 이야기를 읽어주기 전에 엄마가 아기에게 말을 걸고, 읽고 나서도 정리를 할 수 있도록 시작 태담과 마무리 태담도 곁들였습니다.

서점에 가보니, 나와있는 태교에 관한 책들 대부분이 국적불명의 동화나 민화들을 싣고 있더군요. 학습이나 교훈을 주기 위한 내용들도 많이 눈에 띄고요.

엄마와 뱃속아기를 위해서는 우리의 정서가 녹아있는 글을 주어야 된다는 게 제 생각이에요. 그래서 외국 작가의 글은 하나도 없이, 순수한 국내작가의 주옥같은 글들만을 모았습니다. 모두 엄마의 정서에 촉촉한 윤기를 줄 수 있는 아름다운 이야기들입니다. 밝고 따스하고 아름다운 이야기, 두 영혼이 엄마와 아기로 만나 빚어내는 영롱한 무지개 같은 이야기들이 담겨있어요. 거기에 열 손가락 안에 드는 우리나라 대표화가들의 그림을 나란히 놓으니 글들이 날개를 얻은 것 같습니다.

엄마 마음이 순하고 평화로우며 꿈으로 가득 차 있을 때, 아기의 마음은 또 얼마나 예쁠까요? 이 책으로 뱃속아기와 많은 이야기를 나누세요. 태어난 뒤에도 아기에게 읽어주시고요. 그리고 아이가 혼자서 글을 읽을 만큼 자랐을 때 "네가 엄마 뱃속에서부터 읽었던 책이야." 하며 손에 쥐어준다면 아이에게 정말 큰 선물이 되겠지요?

귀한 작품을 기꺼이 허락해주신 작가, 시인, 화가 선생님들께 진심으로 감사드립니다. 다가올 세상이 손톱만큼이라도 더 아름다워진다면 바로 이분들 덕분이라고 믿어 의심치 않습니다.
그리고 이 책을 펴는 당신, 다시 한번 임신을 축하드립니다!

글 쓰고 엮은이 백미숙(동화작가)

백미숙은 경기도 파주에서 태어나 동국대학교 국어국문과를 졸업했으며,
서울신문(현 대한매일신문) 신춘문예 동화부문에 당선되면서 본격적인 동화작가로 활동을 시작했다.
주요작품으로는 「작은 숲이 된 의자」「친구가 올 거예요」「봄맞이 요정 튤리」「장미동산에 놀러오세요」 등이 있다.

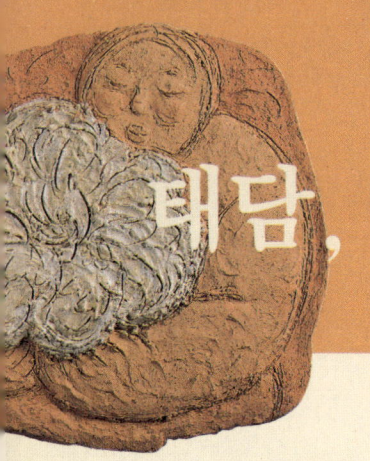

태담, 뱃속아기가 원하는 가장 훌륭한 사랑의 선물

태교, 잔잔한 수채화처럼

내 연구실에는 유난히 난이 많다. 어느 원로 교수님 덕분인데, 그분은 평소에 "난을 키우는 정성으로 태아를 키워야 한다"는 말씀을 하곤 했다. 난은 손이 많이 가고, 조금만 주의를 기울이지 않으면 쉽게 말라죽기 때문이다. 우리나라의 전통 태교가 일목요연하게 정리된 〈칠태도〉에도 제6도에 '주옥, 종고, 명향 같은 귀한 것을 몸에 지니고, 그것을 아끼듯 태아를 아껴라' 하지 않았는가.
"태교를 어떻게 해야합니까?" 많은 임산부들이 나에게 던지는 질문이다. 나는 이렇게 표현하고 싶다. '잔잔한 수채화를 그려가듯이 하라'고. 빈 화폭에 그림을 그려가듯이 욕심을 버리고 정성을 다해.

뱃속아기가 원하는 가장 훌륭한 사랑의 선물

임신 29주에 조산통으로 입원한 환자가 있었다. 그 임산부는 결국 1,200g의 아기를 낳고 말았다. 정상아의 반에도 못 미치는 체중으로 태어난 아기는 인큐베이터에 들어갔다. 그런데 모든 신생아들이 그렇듯이 이 아기도 체내의 수분이 빠지면서 체중이 줄어 1,000g까지 이르자 호흡은 물론 다른 활동들도 약화되는 기미를 보였다. 가족들은 어찌 할 바를 몰라 갈팡질팡 하였고, 아기 상태는 별달리 호전되지 않고 있었다.
나는 가족을 불러놓고 제안을 하나 했다. "우리 한번 아기에게 엄마 아빠의 목소리를 들려줘 보죠. 우선 두 사람의 목소리를 녹음해 오시고, 좋아하는 음악이 있으면 그 테이프도 함께 가져오세요." 두 사람은 어리둥절해 하며 나를 빤히 쳐다보기만 했다. 나는 "임신중 엄마의 목소

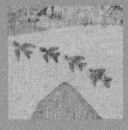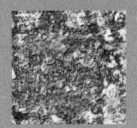

리는 태아의 뇌 발달에 좋은 영향을 끼친다. 그런데 이 아기는 29주만에 태어났으니 엄마 목소리를 들을 기회가 너무 적었다. 그러니 부모의 목소리를 들려줘 뇌는 발달시켜야 할 것 아니냐……"며 끈질기게 설득했다.

두 사람은 마침내 찬성을 했고, 우리는 시간 나는 대로 인큐베이터 안에서 테이프를 틀어주었다. 결과는 대성공이었다. 며칠 되지 않아 아기 체중이 늘기 시작하였고, 더욱 놀라운 것은 아기의 다른 활동 상태도 눈에 띄게 호전되기 시작한 것이다. 결국 그 아기는 다른 아기들보다 약 2주일 앞서 건강하게 퇴원하였다.

태아가 느끼는 오감 중에서 과학자들이 가장 중요하게 여기는 것은 바로 청각이다. 엄마의 음성이 태아의 뇌를 발육시킨다는 여러 논문들이 나온 후부터 과학자들이 더욱 태교에 관심을 가지고 있는데, 이것은 태아의 청각을 통한 자극이 뇌세포 발달에 영향을 주었기 때문이다. 이러한 여러 가지 사실들은 임신중 엄마 또는 아빠가 태아에게 들려주는 음성, 즉 '태담'의 중요성을 충분히 설명해 준다.

나는 태담이 왜 중요한지를 굳이 설명하라면 이렇게 말하고 싶다. 뱃속아기들은 부모의 사랑이 담긴 따뜻한 말 한 마디 한 마디를 먹으며 자란다고. 그리고 뱃속아기가 원하는 가장 훌륭한 사랑의 선물은 '태담'이라고 말이다.

엄마가 행복하면 태아도 행복하다

뱃속에 아기를 품은 엄마는 행복하다. 그렇다고 아기를 품고 있는 동안의 생활이 마냥 즐겁다고 말하는 것은 아니다. 신경써야 할 일도 많고, 더러는 힘에 부쳐 짜증이 날 때도 많다. 심하면 임신우울증에 빠지기도 한다. 그래도 우리가 아기를 품은 엄마를 부러워하고 행복한 사람이라 말할 수 있는 것은 새 생명을 품어 키워내는 아주 특별한 사람이기 때문이다.

태담' 뱃속아기가 원하는 가장 훌륭한 사랑의 선물

임신 중에는 임산부의 영양과 산소가 거의 그대로 태아에게 전달된다. 이것은 임산부와 태아가 탯줄로 연결되어 있기 때문에 지극히 당연한 결과이다. 더 나아가 임산부가 행복하면 태아도 행복하다. 행복한 마음을 가질 때 우리 몸에 스트레스 호르몬 분비가 줄어들고, 엔돌핀이라는 강력한 통증억제 호르몬들이 분비된다. 혈관은 이완되고 각 조직에 가는 산소량도 많아진다. 결국 태아의 뇌 활성을 돕게 되는 것이다.

우선 아주 편안한 자세를 취하고, 행복한 상상을 하며 뱃속아기에게 말을 걸어봐라. '뱃속아기에게 어떤 이야기를 해줘야 할까?' 하는 것들로 스트레스를 받을 필요는 없다. 말걸기가 부담스럽다면 그냥 안정된 마음 상태 그대로도 좋다. 꼭 어떤 말을 해야만 하는 것은 아니다. 엄마 혼자 느끼고, 생각만 해도 좋다. 그 느낌과 생각을 자연스럽게 태아에게 전달해 주려는 마음만 있어도 그것은 이미 태담을 나누고 있는 것이니까.

엄마와 아기가 행복해지는 태담 태교 5

임산부가 행복해지기 위해서는 가족과 사회적인 환경도 중요하겠지만, 역시 자신의 뱃속에서 아기를 키우고 있는 임산부 스스로 마음을 행복으로 채우려는 노력이 필요하다. 행복도 불행도 다 인간의 마음 속에 있기 때문이다.

태담 태교 1 : 임신은 내 생애 최고의 축복이다

임신전 여성의 자궁은 약 10cc의 작은 공간에 불과하다. 그러나 임신 말기가 되면 자궁은 무려 1,000배가 늘어나는, 말 그대로 '아기의 궁전'이 된다. 임신이라는 축복이 태아를 위하여 여성의 자궁에 이러한 기적을 일으킨 것이다.

임신은 여성만의 특권이며 자랑이다. 또한 축복이다. 자신이 임산부임을 당당하게 자랑하자.

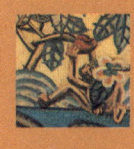
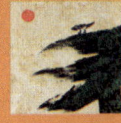

태아는 임산부 자신은 물론, 모든 사람들의 축복을 받으며 자라나야 하기 때문이다.

또한 가족들, 특히 남편들은 임산부를 위해 따뜻한 가정환경을 만들어야 하며, 능동적으로 태담에 참여해야 한다. 임산부에게 편안한 가정은 가족 모두에게도 따뜻한 가정환경이 될 것이며, 이것은 결국 몸과 마음이 건강하고 행복한 아기가 자라나는 밑거름이 된다.

임산부를 여왕처럼 대우해 보자. 남편은 왕이 될 것이며, 태어나는 아기들은 공주님, 왕자님의 품격을 가지고 자라날 것이다. 테레사 수녀님께서 말씀하셨듯이, 우리 인생에서 행복의 근본은 가정의 행복에서 시작된다.

"아가야, 너는 하느님이 내려준 최고의 선물이야."라고 아기에게 이야기해보자.

태담 태교 2 : 태아를 조건 없이 사랑한다

자신의 뱃속에서 자라는 아기를 사랑하지 않는 엄마는 없을 것이다. 그러나 임신이 진행되는 동안 예기치 않은 원인들로 아기를 지키지 못하고 잃는 임산부들이 예상외로 많다. '태아를 조건 없이 사랑한다'는 의미는 지켜줄 수 있어야 한다는 말이다.

태아는 엄마의 자궁 속에서 단 10개월간 그 생명력을 유지한다. 무려 35억 년에 이르는 지구 생명체의 진화 역사가 단 10개월만에 종결되는 곳이 바로 엄마의 자궁이다. 그렇다면 이 자궁 속에서 태아는 어떤 생활을 하고 있을까? 엄마가 주는 산소와 영양분을 열심히 섭취해야 하며, 심장박동도 엄마의 심장박동에 따라 열심히 변화해야 한다. 자궁도 태아가 스스로 넓혀간다. 비록 양수의 도움을 받긴 하지만, 태아는 그 자신을 스스로 보호하기 위하여 최고의 긴장 상태에서 살아가야 한다.

이러한 모든 것은 태아 자신의 선택 사항이 아니다. 모든 환경은 엄마가 제공하며 태아는 이를 고스란히 받아들여야만 한다. 이러한 사항들이 태아를 조건 없이 사랑해야 하는 이유이다. 그리고 이 10개월간, 가족이 임산부를 도움으로써 태아를 도와야 하는 이유이다.

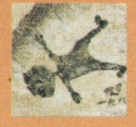 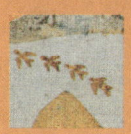 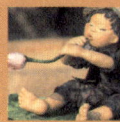

태담 태교 3 : 임신을 기쁘게 생각하며 스트레스를 줄인다

임신에 대한 긍정적인 사고 방식은 임산부의 정신 건강은 물론, 태아에게도 좋은 결과를 가져온다. 반대로 임신에 대한 부정적 사고 방식은 임신 자체에 대해서도 나쁜 영향을 미친다. '유산되면 어쩌나' 하는 불안감만으로도 유산이 될 수도 있다. 그래서 스트레스 없는 환경을 임산부 스스로 가꾸어가야 한다. 그것이 태아를 위한 길이다. 항상 임신을 기쁘게 생각하자. 태아는 엄마의 사랑을 알며 기억하기 때문이다.

가족들은 임산부에게 사랑을 선물해 보자. 좋은 책 한 권, 아름다운 음악도 좋다. 풀벌레소리, 새소리, 파도소리 같은 자연의 음향도 좋다. 자연을 가까이 하며 아기가 살아갈 세상 소식을 나지막한 목소리로 들려주자. 가족들의 사랑스런 목소리를 기억하고 세상에 나오는 아기가 되게 하자. 가족들이 함께하는 태담 태교. 그 속에 아기에 대한 사랑이 샘솟아야 한다.

태담 태교 4 : 임신에 해로운 모든 나쁜 생각을 버린다

뱃속아기는 엄마와 같은 환경에 동시에 노출된다. 엄마가 술을 마시거나 담배를 피우거나 카페인이 함유된 커피를 마실 때, 그 영향은 고스란히 태아에게 전달된다. 그래서 임산부의 나쁜 습관들이 태어날 아기의 운명을 결정지을 수도 있다. 자신의 의지로 교정이 가능한 것들은 스스로 조절해야 한다. 이것은 태아 건강을 위해 엄마가 해야할 최소한의 배려이다.

그러나 사실 임산부의 신체는 태아를 10개월간 키우느라 너무 피곤하다. 약 20%의 임산부들이 유산과 조산을 경험한다. 임신 중기부터는 혈액이 늘어나고, 팔과 다리도 붓는다. 임신 말기까지 무려 12kg 이상 증가하는 체중 때문에 허리도 아프고 몸의 균형을 잡기도 힘들어진다. 임신 말기로 갈수록 더욱 신체의 안전이 무너지기 쉽다.

이러한 임산부들을 도와주는 것은 물론 가족들의 몫이다. 남편들은 특히 '모든 일에 임산부의 안전이 최우선이다'라는 생각을 가져야 한다. 그리고 곧 가족이 될 아기를 위해 모든 가정환 뱃속아기가 원하는 가장 훌륭한 사랑의 선물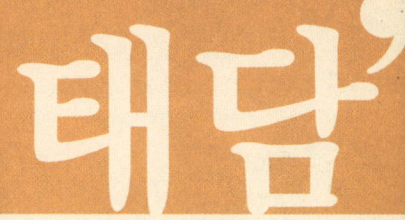

경을 임산부가 편안하도록 꾸며주어야 한다. 임산부의 안전은 곧 태아의 안전이기 때문이다. "오늘 아빠가 너를 위해 이런 일을 해주셨단다……."로 시작되는 부부의 태담 태교. 생각만 해도 아름다운 모습이다.

태담 태교 5 : 즐거운 마음으로 출산에 임한다

출산이 임박하면 대부분의 임산부들이 진통을 걱정한다. 그러나 진통 없는 출산은 없다. 진통은 아기가 자연분만 될 때 생기는 정상적인 통증이다. 따라서 임신 말기에는 충분한 휴식을 취하고 분만에 대한 자신감을 길러야 한다. 곧 세상에 나올 아기의 얼굴을 떠올리면서 기쁜 마음을 가져야 한다.

남편은 어떻게 하여야 하나? '분만은 가족이 함께 하는 축제'라는 생각으로 아내의 분만에 적극적으로 참여해야 한다. 분만이 임산부에게 두려움으로 다가오는 이유는 외로운 공간에 혼자 내던져져 있기 때문이다. 자신의 집처럼 편안한 환경을 만들어 주자. 음악이 필요하다면 들려주자. 사랑하는 가족들이 외로운 분만 환경을 지켜주도록 해보자.

"아가야, 이제 곧 널 안아볼 수 있겠구나. 너도 엄마가 보고싶지? 힘들더라도 우리 힘내자." 이렇게 시작되는 뱃속아기와의 대화는 아기에게는 물론, 엄마 자신에게도 힘이 되어줄 태담 태교가 될 것이다.

박문일(대한태교연구회 회장)

박문일은 한양의대 산부인과 교수로, 〈대한태교연구회〉 회장을 역임하고 있다.
태교에 대한 남다른 관심을 가져왔던 그는 오랜 기간 임산부와 태아를 관찰·연구한 성과를 바탕으로
태교의 과학성과 중요성을 입증해왔으며, 방송과 신문, 집필 활동들을 통해 이를 널리 알리는 데 앞장서고 있다.
주요저서로는 「태교는 과학이다」「엄마와 아이를 위한 출산혁명」 등이 있다.

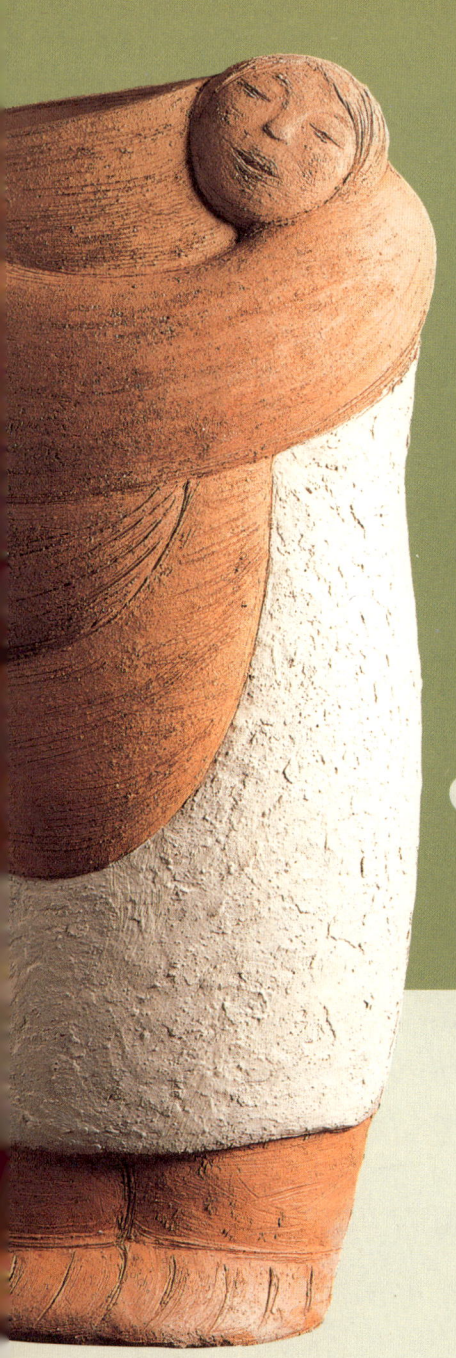

아기의 배냇이름을 지어주세요

아기와의 특별한 만남을 준비하신다면 제일 먼저 아기의 배냇이름을 지어보세요.
어색하게 느껴지던 상황들이 순식간에 친근하게 다가올 거예요.
"아가야!" 하고 부르는 것보다는 "별아!" 하고 우리 아기만의 배냇이름을 부르면 진짜 아기와 함께 있는 듯한 느낌이 들게 되거든요.
이 책에서는 많은 분들이 즐겨 부르는 '별'이라는 배냇이름을 편의상 사용했습니다.
'별'이라는 이름이 마음에 드신다면, 그냥 "별아!" 하고 부르셔도 괜찮습니다. 하지만 당신 아기만의 특별한 이름을 지어주고 싶다면 부르기 쉽고 친근한 이름을 생각해 불러주세요.
그리고 본문 내용 중에 '별'이라고 쓰인 부분에 새롭게 지은 아기의 배냇이름을 넣어 부르면 이 책은 당신 가족만의 특별한 책으로 새롭게 태어날 겁니다.

뱃속아기에게 주는 특별한 선물

또 하나, 아기와 태담을 나눌 때 더욱 분위기를 편안하고 부드럽게 하려면 음악을 최대한 활용하세요. 이 책과 같이 기획해 출간한 음악태담 '백창우와 삽살개친구들이 만든 태교음악' 〈엄마와 아기가 함께 떠나는 음악여행〉은 이 책에 실린 내용과 통일된 분위기를 연출한 장점이 있기 때문에 글을 읽거나 아기와 태담을 나눌 때 훨씬 마음을 담기 쉬울 거예요.

예를 들어, 이야기 태담 제1장에 실린 〈이야기가 있는 동요 - 구슬비〉를 아기에게 읽어줄 때는 음악 〈가랑비 이슬비〉를 틀어놓고 아기와 태담을 나누면 더욱 효과적입니다. 자연에서 내리는 빗소리도 감상할 수 있고 노래도 따라 부를 수 있어 아기와 진짜 비를 느끼며 대화를 나누는 듯한 기분에 빠지게 되거든요.

이렇게 이야기 태담과 음악을 연계해서 활용하면 200%의 효과를 얻는 셈이지요. 물론 여기에 실린 음악 이외에 다른 음악도 배경음악처럼 충분히 활용할 수 있습니다. 엄마 아빠가 즐겨 듣는 음악이라면 됩니다.

아기와 기분 좋은 대화를 나누는 것이 중요하니까요.

마지막으로, 많은 분들이 태담을 어떻게 해야할지 부담스러워 하는 듯합니다.
태담에는 어떤 격식도 없습니다. 그저 뱃속아기에게 엄마 아빠의 다정한 목소리를 들려주겠다는 마음으로 자연스럽게 아기에게 말을 걸면 됩니다. 이 책에 실은 태담들도 이런 마음으로 담았습니다. 뱃속아기와의 대화를 아직 낯설어하고, 어색해하는 엄마 아빠들을 위해 몇 가지 사례를 보여준 것뿐입니다.

더 풍부한 태담은 이제 엄마 아빠가 되신 여러분들의 몫입니다. 뱃속아기와 함께 무궁무진한 이야깃거리를 만들어 가시길 바랍니다.

태담은 뱃속아기와 엄마 아빠가 나누는 사랑이니까요.

편집부

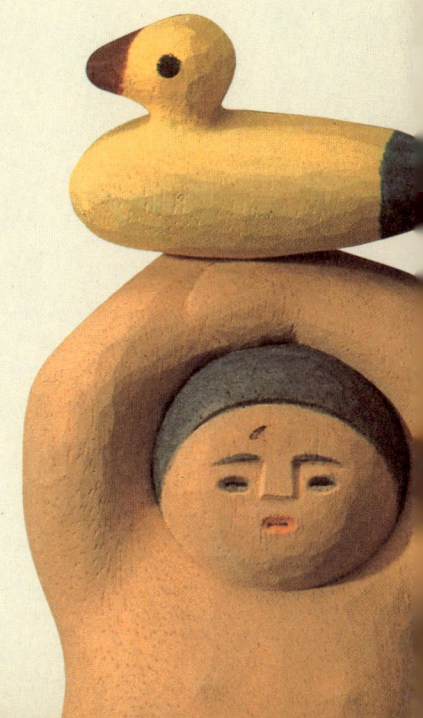

안녕, 아가야? 나는 엄마란다

아가, 네가 내게 온 뒤로 엄마는 하루하루가 특별하단다.
날마다 기적이 일어나니, 참으로 놀랍고 아름다운 일이지?
이제 엄마의 마음에 네 마음을 포개고, 너를 맞이하는 떨림을 느껴봐.

우리 안에 깃든 아기에게 1

태몽동화	안녕, 아가야 ㅣ 백미숙
동시	별을 보며 ㅣ 이해인
	아가의 오는 길 ㅣ 피천득
엄마를 위한 이야기	참으로 놀랍고 아름다운 일 ㅣ 박완서
이야기가 있는 동요	구슬비
아빠가 띄우는 편지	사랑의 타전 ㅣ 서진석

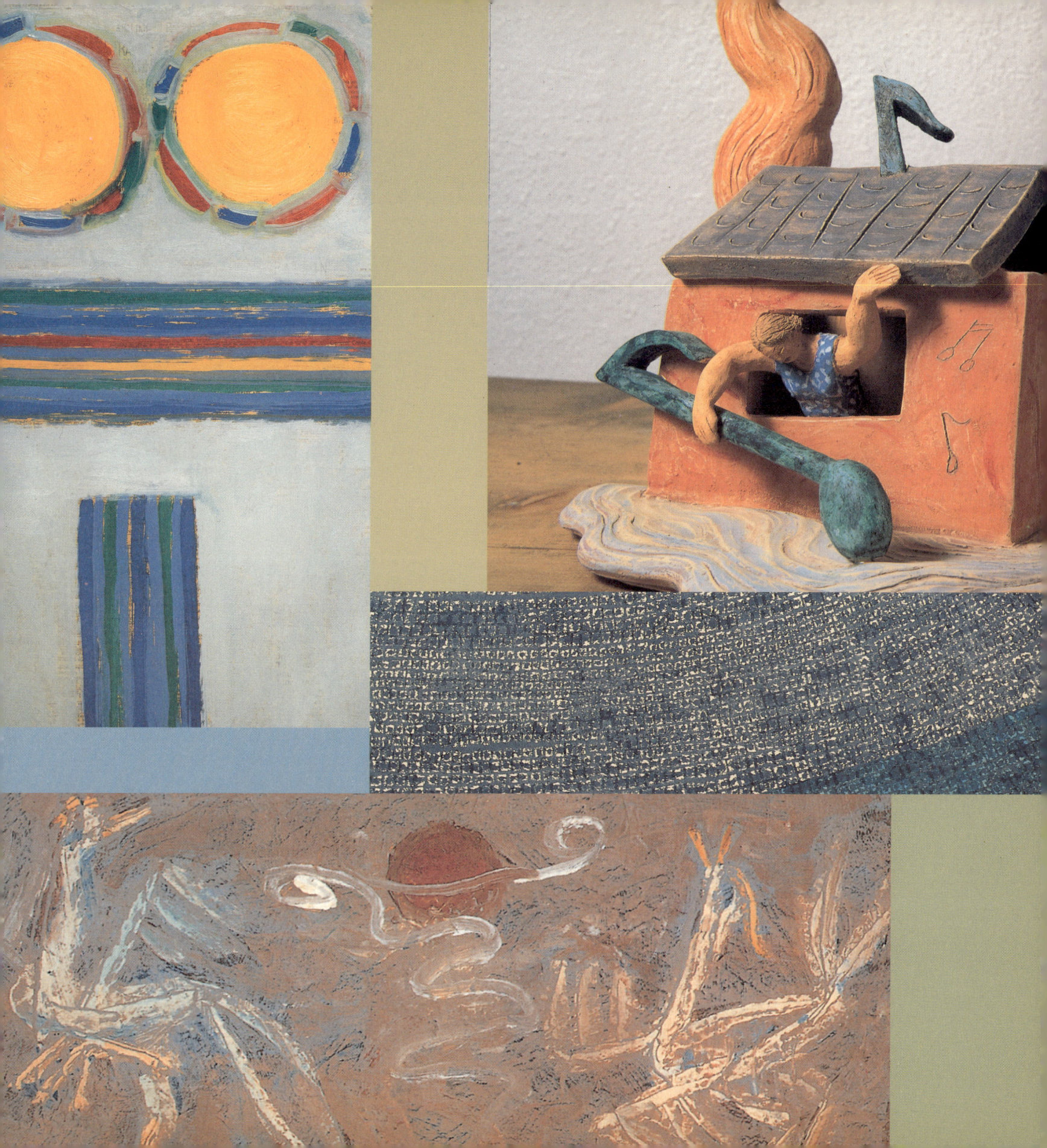

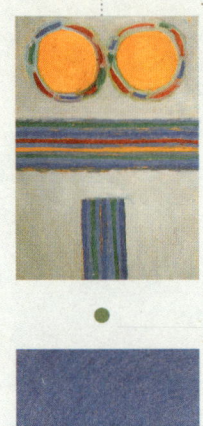

안녕,

아가야?

나는 네 엄마야.

엄마라고 말하려니까 기분이 참 이상하다.

가슴이 벅차기도 하고,

꿈은 아닌지, 정말 기뻐해도 되는지 얼떨떨하구나.

정말 신비한 느낌이 들어.

너는 어디에서 내게 왔니?

너와 나는 분명 깊은 인연으로 맺어진 사이겠지?

아득한 시간 저쪽에서도 우린 함께 있었을 거야.

그래서일까, 네가 가까이 왔을 때 엄마는 꿈을 꾸었단다.

할머니께서 꿈이야기를 듣고 태몽이라고 알려주셨어.

이제 그 꿈이야기를 들려줄게. 바로 네가 그 꿈의 주인공이란다.

밤새 소리 슬프고, 맑은 바람에 숲의 향기 그윽한 밤
숲가에 서서 하늘을 보면 수많은 별들이 빛나고 있지.
그 별을 바라보는 소녀 하나가 있었단다.
소녀는 해가 지고 잉크빛이 짙어가는 하늘에 다문다문 돋아나는
초저녁별을 좋아했고,
한밤중 하늘에 보석 주머니를 쏟아놓은 듯 반짝이는 별무리를 사랑했고
새벽하늘을 홀로 지키는 샛별을 사랑했단다.

봄이면 꽃향기 속에서, 여름이면 냇물 흐르는 소리를 벗삼아,
가을이면 풀벌레 노랫소리를 들으며,
겨울이면 콧날이 시큰해지는 찬바람 속에서 별을 보았단다.

작은별 하나가 있었단다.
작은별은 이웃한 동무 별들 가운데서도
소녀가 살고 있는 초록별을 좋아했지.
초록별을 보고 있노라면
어느 때는 은은한 꽃향기가 나는 것 같았고,
어느 때는 졸졸 냇물 흐르는 소리가,
또 어느 때는 아름다운 노랫소리가,
그리고 서늘한 바람결이 느껴졌어.
이제 초록별은 작은별의 그리움이 되어 버렸지.

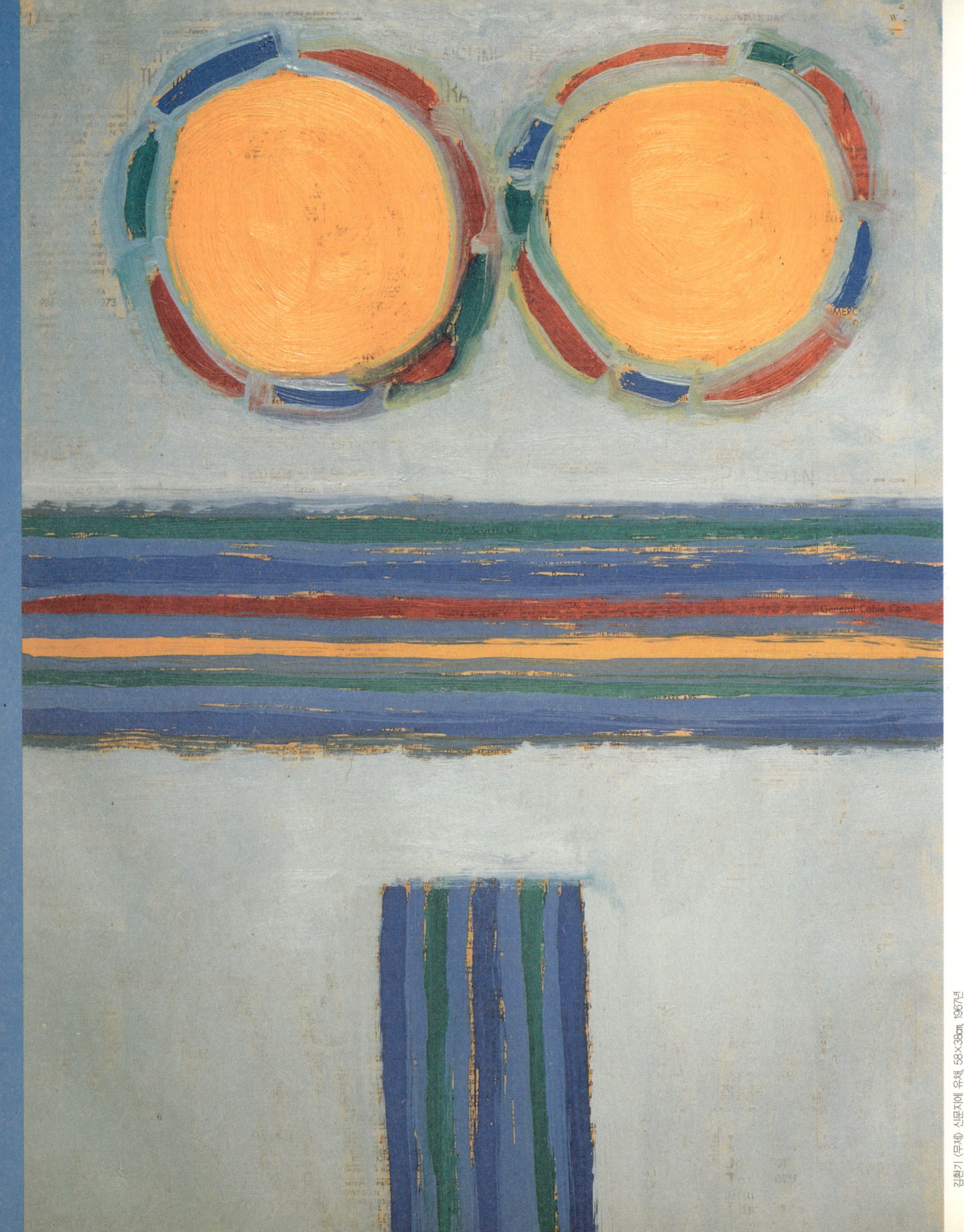

김환기 〈무제〉 신문지에 유채, 58×38cm, 1967년

우리 안에 깃든 아기에게

첫째마당 1

소녀는 자라 여인이 되었어. 이젠 사랑하는 이와 함께 별을 보았지.

총총한 별무리 가운데 가장 먼저 눈에 띄고, 오래 눈길을 붙드는 별 하나가 있었어.

밤하늘을 올려다볼 때면 그 별이 다가와 가슴에 안기는 것만 같았지.

작지만 유난히 영롱한 그 별에 두 연인은 영원한 사랑을 맹세하였다네.

그 밤도 작은별은 초록별을 바라보고 있었지.

열심히 열심히 바라보는 동안에 작은별은 조금씩 초록별로 다가갔어.

작은별을 좋아하는 여인이 있었지.

누군가 부르는 것만 같아 문을 열고 밖으로 나갔지.

푸른 잉크를 엎지른 듯 짙은 군청색 하늘에서 희고 밝게 빛나는 별 하나가 오고 있었어.

오색구름 거느리고, 하늘의 음악 울리며.

여인은 너른 치마폭을 활짝 펼쳐 별을 받아 안았단다.

여인의 가슴엔 환한 빛이 가득했지.

안녕, 아가야 / 백미숙

이렇게 해서 내게 온 아가야,
이제 네 이름을 **별이**라 부를래.

별아,

그동안 어디에서 엄마를 그리워하고 있었니?
따스한 품이 그리운 작은새처럼.
엄마가 이제 너의 따스하고 포근한 둥지가 되어줄게.
사랑말고는 아무것도 아닌, 온통 사랑인 너, 별아.
엄마의 품안을 가득 채워주렴.

별아,

딩동딩동! 별이 계세요?
나 엄마에요.
별아, 들리니? 엄마는 지금 향긋한 차 한 잔을 앞에 놓고 너를 생각하고 있어.
지금은 네가 씨앗처럼 작지만,
곧 동그란 머리도, 작고 통통한 팔과 다리도 생겨나겠지?
고 작은 머리가 생각을 하고, 팔과 다리로 예쁜 짓들을 하기 시작하면
너는 어떤 마음을 가진 아이가 될까?
엄마는 너에 대한 꿈이 많아. 하지만 무엇보다도 이런 마음을 가진 아이였으면 좋겠다.
엄마가 들려주는 시를 잘 들어봐.

우리 안에 깃든 아기에게

첫째마당 1

고개가 아프도록
별을 올려다본 날은
꿈에도 별을 봅니다

반짝이는 별을 보면
반짝이는 기쁨이
내 마음의 하늘에도
쏟아져 내립니다

많은 친구들과 어울려 살면서도
혼자일 줄 아는 별
조용히 기도하는 모습으로
제자리를 지키는 별
나도 별처럼 살고 싶습니다

얼굴은 작게 보여도
마음은 크고 넉넉한 별
먼 데까지 많은 이를 비추어 주는
나의 하늘 친구 별

나도 날마다
별처럼 고운 마음
반짝이는 마음으로
살고 싶습니다

별을 보며 / 이해인

<u>별아,</u> 들었니?

우리, 별처럼 고운 마음, 반짝이는 마음으로 살자.

김환기 〈무제〉 면포에 유채, 254×203cm, 1971년

별아,

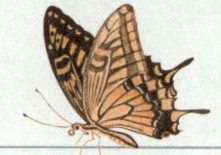

엄마하고 이야기하자. 엄마가 너에게 말하는 거 느낄 수 있지?
엄마는 요즘 길을 가다가 어린아이를 보면 그냥 지나치질 못해.
아기 볼을 쓰다듬어보기도 하고, 손을 쥐어보기도 하고,
'까꿍' 하며 아기와 눈을 맞추기도 해.
아기 엄마에게 '아기가 지금 몇 개월이에요?' 하고 꼭 물어본단다.
우리 별이도 저렇게 크겠거니 어림해보는 거지.
그 아기를 보며 별이 너의 모습을 상상해보기도 하고.
엄마는 네 생각을 하면, 꽃밭 속에 들어선 것처럼 마음이 환하고 행복해져.
별아, 이 시 좀 들어볼래?

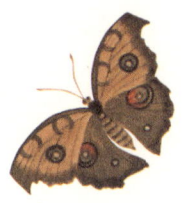
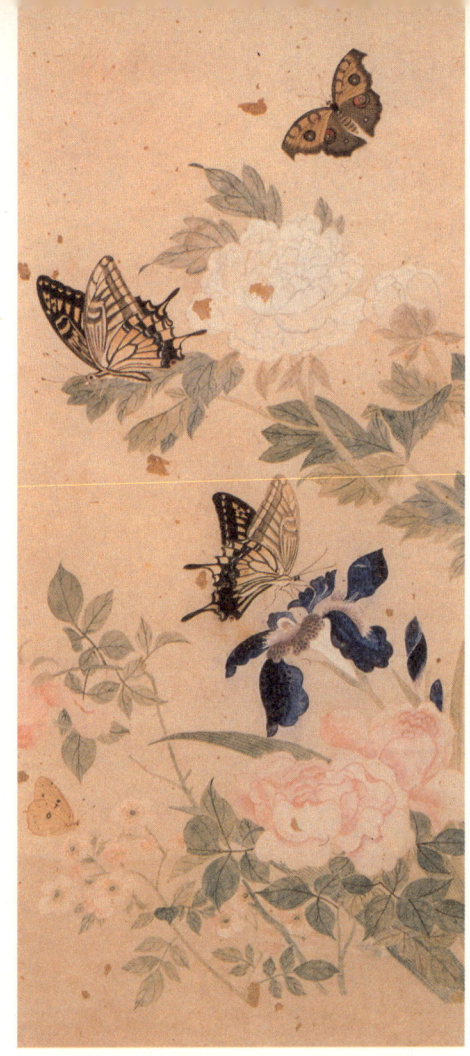

재깔대며 타박타박 걸어오다가
앙감질로 깡충깡충 뛰어오다가
깔깔대며 배틀배틀 쓰러집니다.

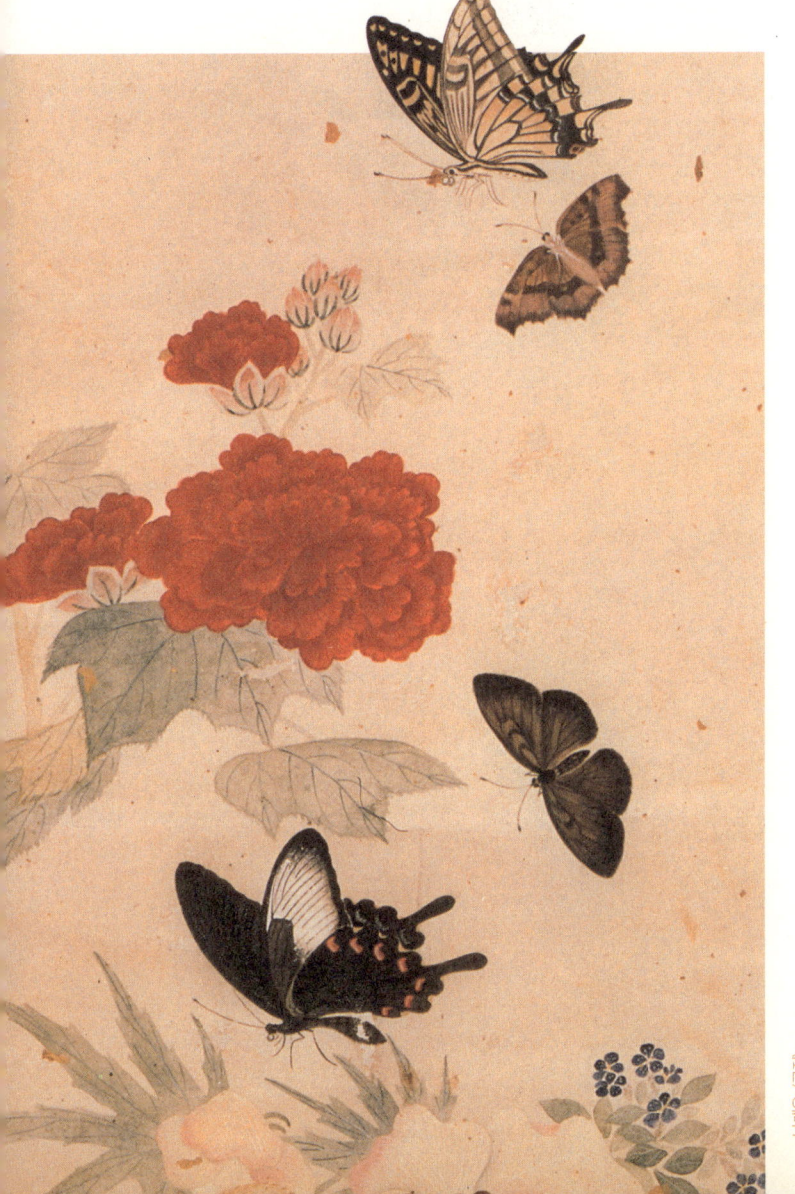

뭉게뭉게 하얀 구름 쳐다보다가
꼬불꼬불 개미 거동 구경하다가
아롱아롱 호랑나비 쫓아갑니다.

아가의 오는 길 / 피천득

별아,

네가 엄마에게 아장아장 다가오는 모습이 보이는 것 같아.
그래서 나도 모르게 웃음짓게 돼.
이토록 예쁘고 사랑스러운 아기의 엄마가 되다니
정말 꿈만 같아.

별아,

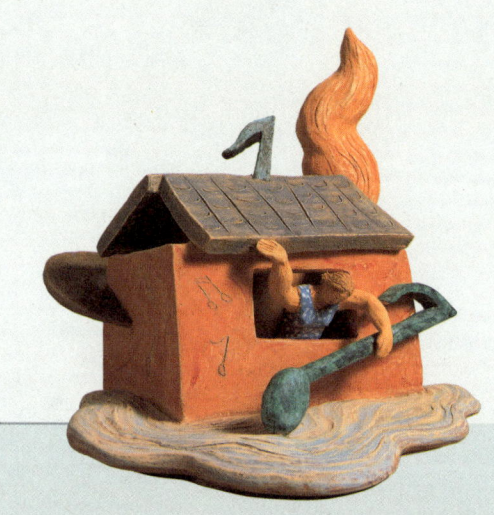

안녕? 반가웠어.
왠 줄 아니?
엄마가 오늘 처음 네 모습을 보았거든.
병원에 가서 몸 속을 비추는 기계로 너를 보았어.
별이 너는 아주 작고, 예쁜 씨앗처럼 생겼더구나.
고 작은 씨앗 속에서 꽃잎이 활짝 피었다 오므라들곤 했어.
의사 선생님께서 네 심장이 뛰는 거라고 가르쳐주셨어.
별아, 네가 내게 온 뒤로 엄마는 하루하루가 특별하단다.
날마다 기적이 일어나니, 참으로 놀랍고 아름다운 일이지?
이제 엄마의 마음에 네 마음을 포개고,
너를 맞이하는 떨림을 느껴봐.

우리 안에 깃든 아기에게

첫째마당 1

골목 속의 작은 집 젊은 새댁이 아기를 뱄습니다.
처음으로 엄마가 되는 것입니다. 첫아기 맞을 준비가 대단합니다.

웬만한 감기나 배탈쯤 나 가지곤 병원은커녕 약 한 봉지 안 사 먹고 견디던 엄마가 한 달에 한 번씩 꼬박꼬박 병원에 가서 아기가 뱃속에 편안히 앉았나를 의사 선생님한테 진찰을 받습니다.
또 뱃속의 아기가 엄마의 몸에서 뼈와 살과 피를 마음놓고 빼앗다가 무럭무럭 자랄 수 있도록 엄마가 맛있는 것을 골고루 찾아 먹습니다.
아기를 갖기 전에 엄마는 밖에서 고된 일을 하는 아빠와 늙어서 입맛이 까다로워진 할머니를 위해 맛있는 것은 아끼고 자기는 찌꺼기만 먹었습니다. 그러나 아기를 갖고 나선 어림도 없습니다.
빛깔 곱고 향기로운 과일도, 싱싱한 채소도, 물 좋은 생선도, 맛 좋은 고기도 다 엄마의 몫입니다. 엄마는 사양하지 않고 이런 것들을 골고루 먹습니다.

엄마는 또 엄마의 몸뿐 아니라 엄마의 마음도 뱃속의 아기에게 나누어 줘야 한다고 생각하기 때문에 될 수 있는 대로 넉넉한 마음을 갖도록 합니다.
마음이 넉넉해지니까 눈앞에 펼쳐지는 세상까지도 넉넉해집니다.
그전의 엄마는 담장 안의 집안만 보고, 집안일만 생각하면서 살았습니다.
청소도 담장 안만 하고, 사랑도 담장 속의 식구들한테만 쏟았습니다.
그러나 아기를 가진 엄마의 넉넉한 마음은 담장 밖을 쓸고, 담장 밖을 지나는 사람들과 말없이 친해집니다.
그전의 엄마는 담장 안의 떨어진 신문만 봤지, 담장 밖의 신문 배달 소년은 본 적이 없습니다. 지금 엄마는 넉넉한 마음으로 담장 밖의 신문 배달 소년에게 가장 아름답게 미소 짓고, 가끔 소년의 작고 차가운 손과 악수도 해서 소년의 하루를 그지없이 찬란하게 해줍니다.

한애규 《즐거운 우리집-신바람》 테라코타
1100, 39×42×33cm, 1993년

엄마의 배가 반달만큼 부르자 동네 사람들은 물론 친구나 친척들도 엄마의 뱃속에 아기가 있다는 것을 알아보고 같이 즐거워했습니다.

이때부터 아기 마중을 위한 엄마의 일은 더욱 바빠집니다. 아기는 이 세상에 벌거벗고 태어나기 때문에 미리 마련해 놓아야 할 것이 많기도 합니다. 엄마는 그동안에 모아 놓았던 돈을 아낌없이 헐어서 편안하고 따뜻한 아기 옷도 여러 벌 장만하고, 아지랑이처럼 가볍고 부드러운 아기 이불도 만들었습니다. 아기의 베개는 너무 말랑말랑해서도 너무 딱딱해서도 안되기 때문에 고운 좁쌀로 속을 넣어 만들었습니다. 튼튼하고 빛깔 고운 목욕 대야도 사고, 눈에 들어가도 맵지 않은 비누도 사고, 꽃잎처럼 여린 아기의 살갗이 짓무르거나 땀띠 나지 않도록 보호해 줄 가루분도 샀습니다.

엄마는 그런 것들을 엄마의 돈으로 살 수 있는 가장 좋은 것으로 샀기 때문에 엄마의 주머니는 헐렁헐렁해졌습니다.

그러나 엄마의 마음은 날로 가득해집니다. 뱃속에서와 마찬가지로 마음속에서도 아기가 자라고 있기 때문입니다.

아빠의 마음도 분주합니다. 아빠는 아기가 이 세상에 태어난다는 놀랍고 아름다운 일을 엄마와 함께 경험하고 싶다고 생각합니다. 그래서 먼저 아빠가 된 선배와 친구들에게 그럴 수 있는 방법을 물어 보았다가 웃음거리만 됩니다. 그런 어려운 일은 여자들이 다 알아서 할 일이고, 남자들이 할 일은 아주 쉬운 일밖에 없다나요.

그것이 바로 믿음직스러운 아빠가 되는 길이랍니다.

먼저 아빠가 된 친구는 그 이야기를 매우 쉽게 했기 때문에 아빠는 덩달아서 믿음직스러운 아빠가 되는 일을 쉽게 생각했습니다. 그러나 날이 갈수록 그것은 아빠를 어렵게 만들었습니다. 아빠는 믿음직스러운 것이 무엇인가를 알기 위해 눈에 보이는 모든 것을 믿음직스러운 것과 믿음직스럽지 못한 것으로 구별해서 바라보기 시작했습니다.

우리 안에 깃든 아기에게

첫째 마당 1

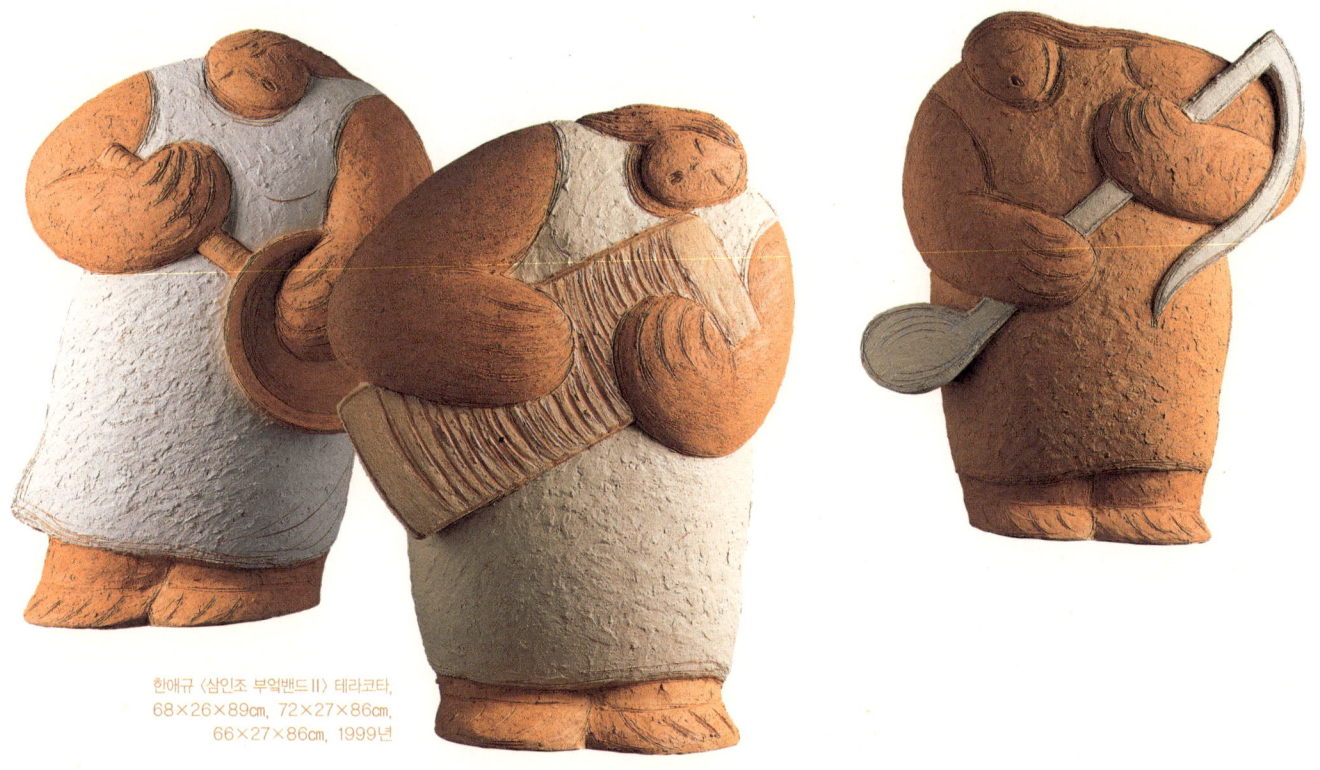

한애규 〈삼인조 부엌밴드 II〉 테라코타,
68×26×89cm, 72×27×86cm,
66×27×86cm, 1999년

아빠가 출근했다가 집으로 돌아오는 골목 모퉁이에는 어린이 놀이터가 있습니다. 그곳에는 아이들이 온종일 놀아도 심심하지 않을 만큼 여러 가지 놀이들이 있습니다. 더러 손잡이가 빠진 시소와 한쪽 줄이 끊어진 그네도 있습니다. 아빠는 어쩌면 아이가 그 그네에 올라서서 푸른 하늘을 향해 힘껏 무릎을 구부렸다 펼 때 그 줄이 끊어졌을지도 모른다고 생각하니 등에 식은땀이 납니다. 아빠는 하나의 줄 끊어진 그네 때문에 놀이터의 다른 모든 놀이들을 믿을 수가 없습니다.

뚜껑이 허술하게 덮인 맨홀에 사람이 빠져 죽었다는 신문 기사를 아빠는 읽었습니다. 그 기사는 아주 작았고 어떤 신문에는 숫제 나지도 않았습니다. 그러니까 그 일은 대단한 일이 아닌지도 모릅니다. 그러나 맨홀은 어느 길에나 있습니다. 아빠네 동네의 길에도 있습니다. 사람을 삼킨 하나의 맨홀 때문에 모든 길이 아빠에게는 믿음직스럽지가 못합니다.

아빠는 또 사람을 치고 뺑소니친 차와, 어린이를 꾀어내 감춰 놓고는 부모들한 테 돈을 달라고 한 사람에 대한 얘기도 듣습니다. 하나의 뺑소니차와 한 명의 나쁜 사람 때문에 수많은 차와 수많은 사람들이 한꺼번에 아빠에게는 믿음직 스럽지가 못합니다.

그뿐이 아닙니다. 아빠는 어릴 적부터 하늘의 별을 헤기를 좋아했습니다. 그러 나 어른이 되고 너무 바쁘다 보니 그 일을 잊고 지냈습니다.

어느 날, 아기와 함께 다시 별을 헬 수 있기를 바라고 우러러본 하늘에는 별이 없습니다. 아빠가 사는 도시에서는 하늘의 별을 볼 수 없게 된 지가 오래됐다 는 것을 아빠는 그제야 깨달았습니다. 그것은 별이 없어져서가 아니라 흐린 유 리가 눈을 가리듯이, 흐린 공기가 가렸기 때문이란 사실을 알고 난 아빠에게는 숨쉬는 공기조차도 믿음직스럽지가 못합니다. 냄새 나고 더러운 강물을 보자 아빠는 수돗물도 믿을 수가 없게 되었습니다.

아기는 이 세상을 믿기 때문에 이 세상에 태어나려 하고 있건만, 이 세 상에는 믿을 수 없는 것 천지입니다. 만일 아기가 자라면서 그러한 것을 알게 된다면, 아기는 이 세상에 괜히 태어났다고 생각할지도 모릅니다. 이 세상에 괜히 태어났다고 생각하면서 자라는 아기는 얼마나 불쌍한 아기일까? 그런 아기의 아빠는 얼마나 못난 아빠일까? 생각만 해도 부끄 럽고 부끄러워 아빠는 잠을 이룰 수가 없습니다.

이 세상에 괜히 태어났다고 생각하면서 차라리 안 태어나느니만 못하다 는 생각까지 듭니다. 그러나 아기는 이미 이 세상을 향해 출발 한 뒤입니다. 아빠는 아기가 오지 못하게 막는 방법을 모 릅니다. 그 방법을 알고 있다 해도 아빠는 이미 아기 를 사랑하고 있기 때문에 그것을 써먹지는 못할 것 입니다. 가까이 오고 있다는 생각만으로도 가슴을 가 득 채워 주는 아기를 못 오게 하다니 말도 안됩니다.

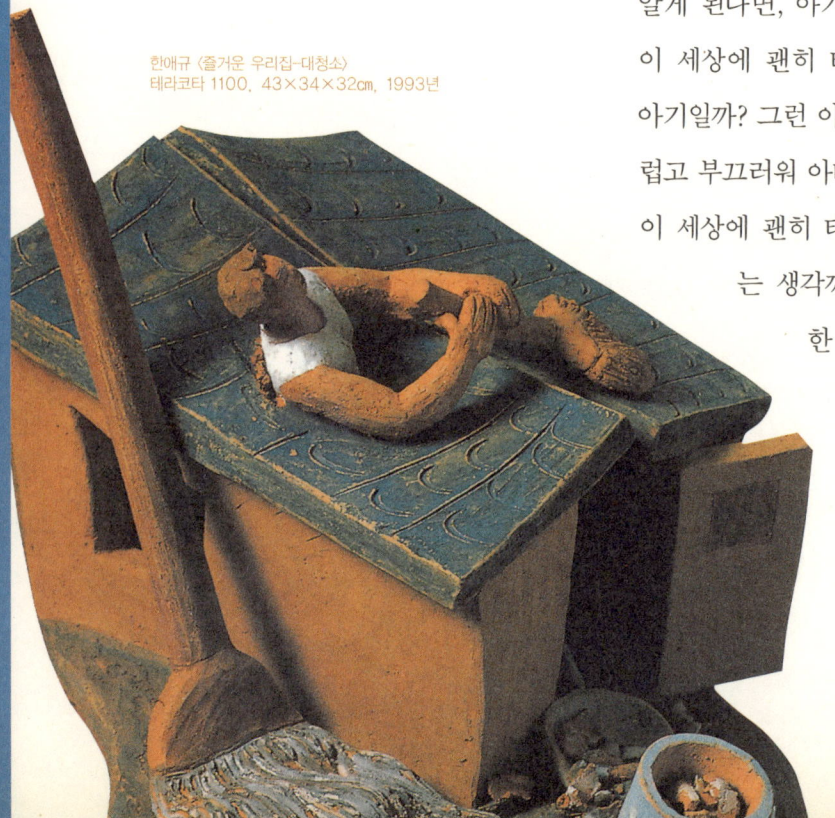

한애규 〈즐거운 우리집-대청소〉
테라코타 1100, 43×34×32cm, 1993년

어떻게 하면 아기가 이 세상에 태어나기를 참 잘했다고 생각하게 할 수 있을까? 아빠는 아기에게 당장 필요한 것만이라도 믿음직스럽게 고쳐 놓아야 한다고 생각합니다. 그래서 언제 가스가 새어 들어올지 모르는 믿음직스럽지 못한 방구들을 고치고, 너무 잘 구르는 바퀴가 달린 아기 침대를 고치고, 이 세상에 대한 아기의 첫인상이 될 방안의 벽지도 밝고 아름다운 것으로 바꾸고, 위험하거나 고장이 잘 나는 장난감은 없나, 해로운 그림책은 없나도 살핍니다.

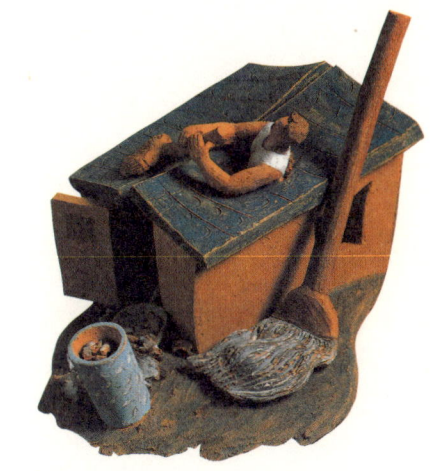

집안의 모든 것이 믿음직스러워졌다고 생각한 아빠는 어느 날 놀이터의 그네도 고쳤습니다. 장차 우리 아기가 탈 것이라고 생각하니까 집안의 것을 고치는 것처럼 튼튼하게 고칠 수가 있었습니다. 모든 것은 만드는 방법이 다른 것처럼 고치는 방법도 달랐습니다. 그런 고치는 마음은 한결 같았습니다.

우리 아기가 믿을 수 있는 것으로, 우리 아기가 마음에 드는 것으로 만들어야겠다는 아기에 대한 사랑 말입니다. 아마 처음부터 그런 마음으로 만든 것이라면 고칠 필요도 없었겠죠.

그래서 아빠는 생각합니다. 사랑하는 마음이야말로 이 세상을 믿고 살 수 있게 하는 것이라고.

다행히도 이 세상에는 줄이 끊어진 그네보다는 튼튼한 그네가 더 많고, 뚜껑 열린 맨홀보다는 뚜껑 덮인 맨홀이 훨씬 더 많으니 믿음직스러운 것이 믿음직스럽지 못한 것보다 훨씬 더 많다는 생각도 아빠는 할 수가 있었습니다.

아빠의 사랑하는 마음은 다른 사랑하는 마음을 믿게 되고, 이제 아빠는 아기를 이 세상에 맞이하는 것이 두렵지 않습니다.

아무리 아빠가 아기를 사랑해도 다른 사랑하는 마음을 믿지 못했으면, 여전히 아기를 이 세상에 마중하는 일을 아빠는 망설이고 두려워했을 것입니다. 아기는 언제고 한 번은 집안의 사랑하는 마음으로부터 떠나 길을 잃게 될 것입니다.

모든 아기는 자라 어린이가 되고, 언제고 한 번은 집을 떠나 길을 잃게 된다는 것을 아빠는 알고 있습니다.

아기가 잃고 헤매는 길에서 뚜껑이 허술한 맨홀만 만나고 사랑하는 마음은 만나지 못한다면, 아기는 결코 이 세상에 태어나기를 참 잘했다고 생각할 수 없는 것입니다.

아빠가 아기를 마음놓고 마중하고, 마음놓고 사랑하기 위해서는 다른 사랑하는 마음들에 대해 새롭게 눈뜨지 않으면 안되었습니다. 그것은 놀랍고 아름다운 발견이었습니다.

마침내 아빠는 아기가 이 세상에 태어난다는 놀랍고 아름다운 일을 엄마와 함께 할 수 있게 되었습니다.

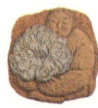 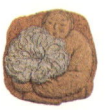 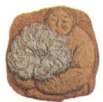

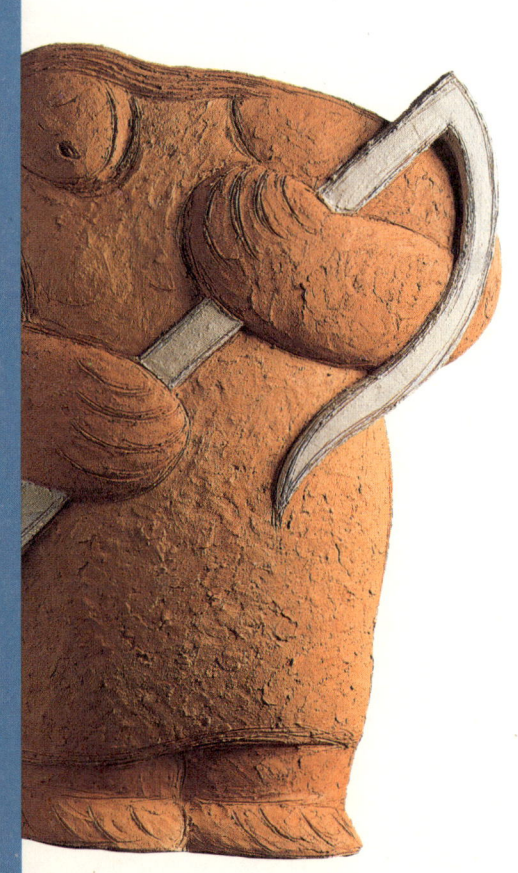

아기가 태어날 골목 속의 작은 집에는 엄마와 아빠 말고 할머니도 계십니다.

할머니는 오래오래 사셨습니다. 사람들의 행복과 불행, 태어나고 죽어감을 수없이 보아 오시는 사이에 눈빛은 흐려지고 살갗은 고목나무의 껍질처럼 찌들고 깊게 주름졌습니다. 손발은 삭정이처럼 진이 빠져 말을 듣지 않습니다.

할머니에게 눈이 빛나고 살갗이 싱싱하고 손발이 날렵했던 젊은 시절이 있었다는 것을 아무도 믿을 수 없을 만큼 할머니는 늙었습니다. 그렇기 때문에 아기가 태어나는 놀랍고 아름다운 일을 할머니도 같이할 수 있으리라고는 엄마도 아빠도 상상조차 할 수 없었습니다.

그러나 할머니는 그렇지 않습니다. 할머니는 벌써부터 아기에게 줄 선물을 준비하고 있습니다. 그것이 아마 눈에 보이는 선물이었다면 그렇게 감쪽같이 몰래 하지는 못했을 겁니다. 할머니의 몸놀림은 어줍고 굼뜨니까요.

그 선물은 눈에 보이지 않습니다. 그러니까 돈 주고 살 수도 없습니다. 그러나 할머니는 그 선물이 돈 주고 산 어떤 선물보다도 아기를 행복하게 할 것이라고 속으로 흐뭇해하는 마음이 대단합니다. 할머니가 몰래몰래 마련하고 있는, 눈에 보이지 않되, 눈에 보이는 어떤 선물보다도 으뜸가는 선물이란 다름 아닌 이야기입니다.

할머니는 많은 이야기를 알고 있습니다. 할머니의 할머니로부터 들은, 할머니의 할머니의 할머니의… 할머니 적부터 수없는 할머니의 입을 통해 전해 내려온 이야기는 더러는 잊어버리기도 했지만, 더 많이 보태지고 새롭게 만들어졌기 때문에 그 부피는 어마어마합니다. 그러나 부피만 어마어마할 뿐 그 이야기들은 오래 전에 이야기의 목숨인 꿈을 잃었기 때문에 죽은 것이나 마찬가지입니다.

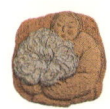 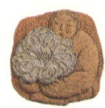 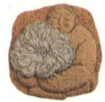

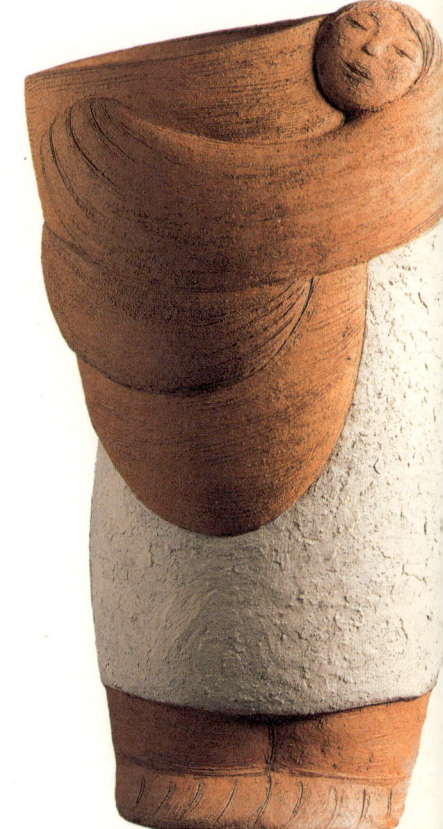

이야기의 꿈은 어린이와 만나, 어린이 속에 들어가 어린이의 꿈이 되는 것입니다. 할머니는 오랫동안 어린이와 만나지 못해서 죽어 버린 이야기들을 살려내지 않으면 안됩니다. 아직 태어나지 않은 손자 손녀들을 위해 꼭 살려내지 않으면 안됩니다.

할머니는 많이 늙은 것만큼 많이 지혜롭기 때문에 결코 그 일을 서두르지 않습니다. 서두름이야말로 서투른 짓이라는 것을 할머니는 알고 있습니다. 그래서 천천히 조심조심 죽어버린 이야기들을 건드려도 보고 따뜻한 입김을 불어 넣어도 봅니다.

아직 태어나지도 않은 아기가 할머니의 마음속에서는 벌써 아장아장 걸음마를 하기 시작합니다. 할머니는 아기의 걸음마를 따라 오래간만에 마당으로 내려갑니다. 마당에는 마침 빨간 장미꽃이 피어 있습니다.

할머니는 아기에게 이야기를 시킵니다.

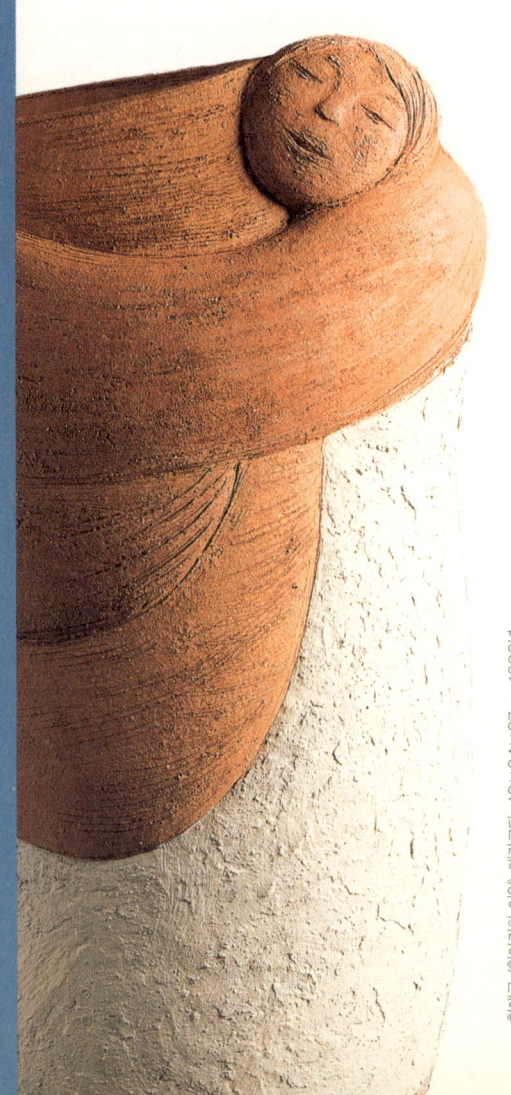
한애규 《항아리여인》 테라코타, 48×34×87cm, 1998년

"꽃, 꽃, 꽃……." 아기의 작은 입이 그 소리를 흉내냅니다.

그 다음에 할머니는 조금 긴 이야기를 시킵니다.

"빨간 꽃, 빨간 꽃……."

아기는 그 긴 이야기를 따라 하지 못합니다. 그러나 생전 처음 빨간 빛을 보는 기쁨으로 눈은 빛나고 볼은 상기됩니다.

할머니는 이제껏 너무 많은 빨강을 보아 왔습니다. 빨간 꽃, 빨간 사과, 빨간 고추, 빨간 치마, 빨간 신호등, 빨간 피…….

이렇게 빨강을 수없이 거듭해서 보는 동안에 빨강은 점점 시들해지고 마침내 사위어 재가 된 지 오래입니다. 그러나 처음 고운 빛깔을 본 아기의 기쁨을 같이 느끼고 싶은 나머지 할머니에게 기적이 일어납니다.

다 사윈 재가 다시 노을처럼 곱게 타오르기 시작한 것입니다.

할머니는 오랜만에, 정말로 오랜만에 본 대로 느끼게 된 것입니다. 할머니는 아기와 함께 예쁜 꽃을 보며 황홀한 기쁨을 맛봅니다. 기쁨은 할머니의 둔해진 마음의 운동을 활발하게 하고 잠자던 상상력을 불러일으킵니다.

할머니는 하늘을 물들인 노을을 가리키며 아기에게 이야기합니다.

"아가야, 꽃이 노을처럼 붉구나. 아가야, 노을이 꽃처럼 곱구나."

그리하여 할머니는 꽃과 노을의 빛깔이 서로 닮았다는 것을 가르쳐 줍니다.

그러나 꽃은 노을이 아니고, 노을은 꽃이 아니란 것도 가르쳐 줍니다. 사람의 마음이 할 수 있는 일 중에서 한 사물을 보고 딴 여러 사물을 상상하는 일도 중요하지만, 사물을 바르게 분간해서 보는 일도 중요하다고 할머니는 믿고 있기 때문입니다. 할머니가 아기와 함께 우러러보는 노을 진 하늘에 새가 날고 있었으면 참 좋겠습니다.

"새, 새, 새……."

할머니는 아기에게 새라고 가르쳐 줍니다. 아기의 눈이 하늘을 나는 새를 뒤쫓습니다. 새는 순식간에 하늘을 가로질러 산 너머로 사라졌습니다. 아기의 눈이 아쉬운 듯 먼 하늘에서 떠나지 못합니다.

이때 할머니의 삭정이 같은 손은 아기의 가슴이 아직 가보지 못한 먼 곳에 대한 동경으로 힘차게 두근대는 것을 느낄 수 있습니다.

할머니는 오래오래 살았기 때문에 여태까지 수많은 새를 보았습니다.

참새, 제비, 까치, 까마귀, 종달새, 기러기……. 어떤 새든지 보기만 하면 그 이름을 단박 알아맞출 수 있습니다.

그러나 새들은 이미 오래 전부터 날지를 않습니다. 할머니의 마음속에 갇혀 표본이 되어 버렸습니다. 마음 속의 새가 날지 않기 때문에 하늘을 나는 새를 보아도 가슴이 두근대지 않습니다.

그러나 아기와 더불어 먼 하늘로 날아가 버린 새를 뒤쫓고 있는 사이에 할머니의 마음속에서 먼 고장에 대한 그리움이 되살아나고, 죽어 표본이 되어 버린 새들이 푸드득대며 날갯짓을 하기 시작했습니다. 이렇게 해서 할머니가 간직하고 있는 이야기들은 한 마디 한 마디씩 살아나기 시작했습니다. 사실 '꽃'과 '새'는 할머니가 서리서리 간직하고 있는 긴 이야기의 아주 작은 마디에 지나지 않습니다.

그러나 아기도 아직 오기 전입니다. 이런 속도로 나가기만 하면 아기가 이 세상에 와서 걸음마를 하고, 말을 배우고, 이야기를 알아들을 때까지 이야기들을 다 살려내는 것은 문제없습니다.

이야기 선물을 마련해 놓고 아기를 기다리는 할머니의 마음은 마냥 찬란하기만 합니다.

할머니가 이야기 선물이야말로 으뜸가는 선물이라고 으스대는 데는 그럴 만한 까닭이 있습니다. 할머니는 오래오래 사는 동안에 터득한 지혜로, 이 세상의 모든 사물은 아무리 보잘것없는 사물이라도 비밀을 가지고 있다는 것을 알고 있습니다.

비밀은 비밀답게 각기 자기 나름의 방법으로 사물 속에 감춰져 있습니다. 어떤 비밀은 겹겹의 두꺼운 껍질 속에 숨어 있기도 하고, 어떤 비밀은 마치 허드레 물건처럼 밖에 나와 있기도 합니다. 사물의 비밀과 만나는 일이야말로 세상을 사는 참맛이라고 할머니는 생각하고 있습니다.

헛만남이란 마치 수박의 겉을 핥기만 하고 나서 수박 맛을 보았다고 생각하는 것과 같을 것입니다. 만약 꼭꼭 숨어있는 비밀을 만나지 못하고, 겉만 보거나 핥는 것으로 과일과 만난다면 수박은 참외보다 위대하고, 참외는 사과보다 위대하고, 사과는 앵두보다 훌륭한 것입니다.

그러나 앵두엔 앵두의 비밀이, 사과엔 사과의 비밀이, 참외엔 참외의 비밀이, 수박엔 수박의 비밀이 있기 때문에, 앵두는 수박에 비해 형편없이 작은 과일이지만 수박과 동등합니다. 수박과 앵두는 서로 다른 자기만의 비밀을 가지고 있을 뿐, 결코 누가 잘나고 누가 못난 비밀을 가지고 있는 것은 아닙니다.

이렇게 사물의 비밀은 사물을 제각기 없어서는 안 되는 것으로 떳떳하게 독립시키고 평등하게 합니다. 수박은 아무리 커도 앵두나 사과를 자기에게 속하게 할 수 없습니다. 앵두는 앵두의 비밀이 있기 때문에 수박한테 주눅들 필요가 없습니다. 사물은 제각기 비밀 때문에 서로 평등할 뿐더러 자유롭습니다.

사물의 비밀은 이렇게 제각기 사물이 있게끔 하는 목숨 같은 것이기 때문에 함부로 나와 있기보다는 꼭꼭 숨어 있으려 듭니다.

사람의 꿈만이 꼭꼭 숨은 사물의 비밀을 여는 열쇠가 될 수 있습니다.

꿈이 없으면 수박을 핥고, 참외를 핥고, 사과를 핥고, 앵두를 핥고, 그리고 나서 수박이 제일 위대하다고 생각할 수밖에 없을 것입니다. 그 사람은 사람의 삶에 대해서도, 3층집에 사는 사람이 단층집에 사는 사람보다 행복하다고 생각할 수밖에 없을 것입니다. 그런 사람이 제아무리 많은 과일을 핥았어도, 한 알의 앵두를 먹어 본 사람보다 어찌 과일에 대해 안다고 할 수 있겠습니까? 그런 사람이 제아무리 오래 살고 여러 사람을 사귀었어도, 일생을 통해 단 한 사람의 진실과 만난 사람보다 어찌 참으로 살았다고 할 수 있겠습니까?

할머니가 이야기 선물이야말로 아기에게 으뜸가는선물이라고 으스대고 싶은 것은 이런 까닭에서입니다.

우리 안에 깃든 아기에게　37

첫째마당 1

할머니는 아기에게 많은 이야기를 해줄 작정입니다.
아기에게 꿈을 줄 작정입니다.

아기는 커가면서 꿈을 열쇠 삼아 사람과 사물의 비밀을 하나하나 열 수 있을 것입니다. 참답게 살 수 있을 것입니다.
아기가 오는 날이 가까워질수록 할머니의 나날은 저녁 노을처럼 찬란해집니다. 깜깜한 밤이 오기 전에 잠깐이나마 노을이 있다는 것은 참 놀랍고 아름다운 일입니다.

참으로 놀랍고 아름다운 일 / 박완서

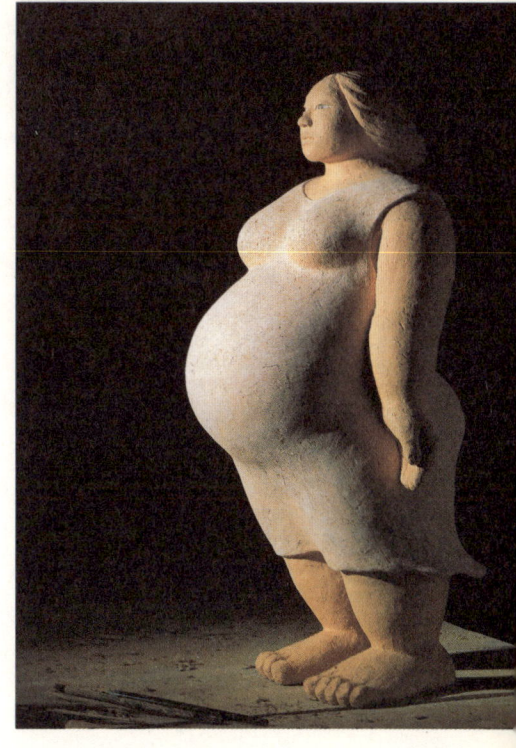

한애규 〈바람맞이 I〉 테라코타 1100, 40×37×88cm, 1993년

별아, 너도 느꼈니?

이 이야기를 읽는 동안 엄마 가슴 속에서 행복한 동그라미가 번지는 것을.
너를 맞이하면서 엄마는 비로소 한 인간으로 성숙되는 것 같아.
별이 네가 엄마를 빛나게 해주고, 키워주는 거야.
너의 엄마가 된다는 사실만으로도 세상을 다 얻은 것 같고 힘이 넘쳐.
엄마 자신이 더없이 소중하고, 자랑스럽고.

별아,

귀기울여봐. 무슨 소리가 들리지 않니?
가만가만 비가 내리는 소리야.
먼지를 가라앉히며, 나뭇잎을 씻으며, 땅을 적시며, 비둘기빛 하늘에서
비가 오고 있어.
먼지 앉은 풀잎이 비에 씻겨 제 빛을 드러내듯이
세상의 소리들도 선명해지지.
이런 날이면 엄마는 너와 함께 있는 기분 좋은 상상을 해본단다.
어떤 상상인지 엄마가 들려줄까? 잘 들어봐.

우리 안에 깃든 아기에게

첫째 마당 1

어느 날 아침 네가 잠에서 깼을 때, 여느 날과는 다르게 느껴졌어.
방안은 베일 속처럼 아늑했고,
부엌에서 엄마가 그릇 달그락거리는 소리가 아주 가깝게 들렸어.
알 수 없는 이 신선한 향기. 밖에 누구 반가운 이가 온 것만 같았지.
별이는 일어나 창문을 열었어. 고운 비가 가만가만 내리고 있네.
빈 빨랫줄에 물방울이 맺혀서 구슬목걸이 같아.
별이는 마당으로 나갔어.
장미, 나팔꽃, 금잔화, 봉숭아, 한련, 채송화…….
꽃밭의 꽃들이 무척 즐거운 모양이야. 방울방울 구슬을 달고 활짝 웃고 있어.
대추나무 가지에 걸린 거미줄 좀 봐.
어디서 비를 긋는지 거미는 안 보이고, 예쁜 구슬만 조롱조롱 맺혀 있네.
따스한 팔이 별이를 살그머니 감싸안더니, 머리 위에서 엄마의 노랫소리가 들려와.

송알송알 싸리잎에 은구슬
조롱조롱 거미줄에 옥구슬
대롱대롱 풀잎마다 총총
방긋 웃는 꽃잎마다 송송송

고이고이 오색실에 꿰어서
달빛 새는 창문 가에 두라고
보슬보슬 구슬비는 종일
예쁜 구슬 맺으면서 솔솔솔

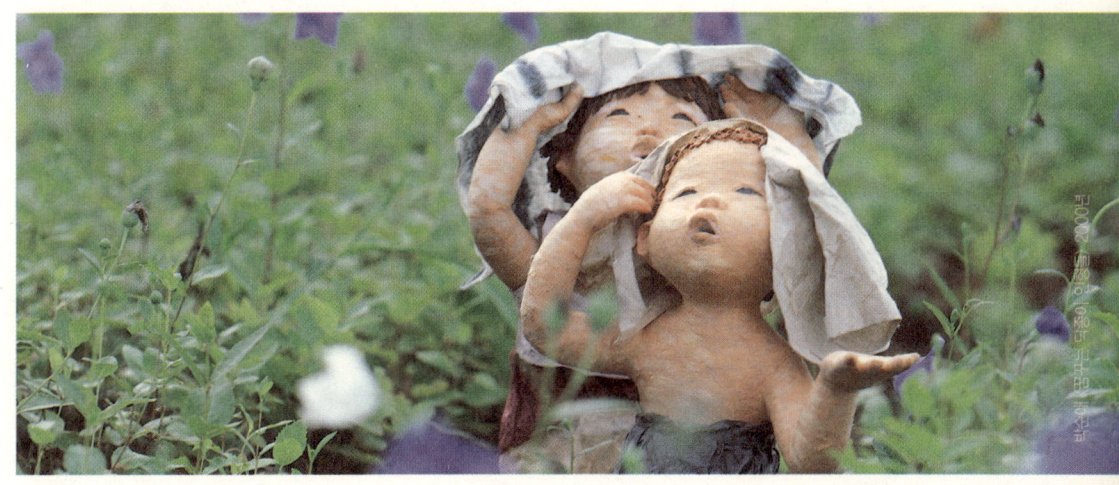

어때 **별아**, 정말 예쁜 노래지?
지금은 창밖을 내다보며 엄마 혼자 노래하지만,
네가 태어나서 아장아장 걷게 되면
엄마와 함께 우산을 쓰고 구슬비 속을 걷자꾸나.
함께 노래부르며.

별아,

안녕?
아빠하고 인사해. 처음뵙겠어요, 아빠.
아빠가 오늘 너에게 꼭 하고 싶은 이야기가 있으시대.
아빠 목소리 잘 들어봐.
아빠가 너를 맞아 얼마나 기쁜지, 얼마나 너를 사랑하는지 알 수 있을 거야.

우리 안에 깃든 아기에게

첫째마당 1

별아, 오늘 엄마와 함께 병원에 가서 너의 모습을 처음 보았다.
사실 너의 모습을 보기 전까지는 네 존재를 가슴 깊이 느끼지 못했어.
모니터 화면을 지켜보면서 너는 이미 한 생명, 하나의 세계를 이룬 지 오래
였다는 느낌을 받았다.
그런데도 아둔하고 무신경한 이 아빠는 초음파를 통해 네 모습을 보고서야
너를 가슴으로 느끼기 시작했구나.
별아, 미안하다. 보고서야 느끼고, 느끼고서야 깨우치나니
나의 이 무감한 마음을.

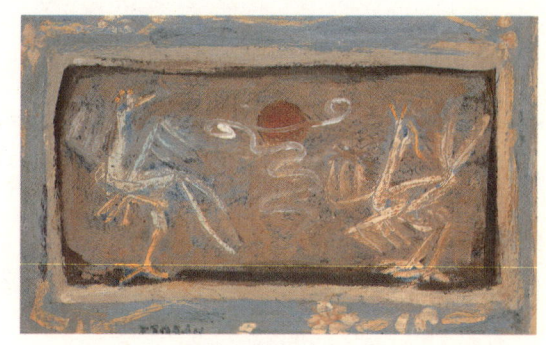

이중섭 〈환희〉 종이에 에나멜과 유채, 29.5×41cm, 1955년

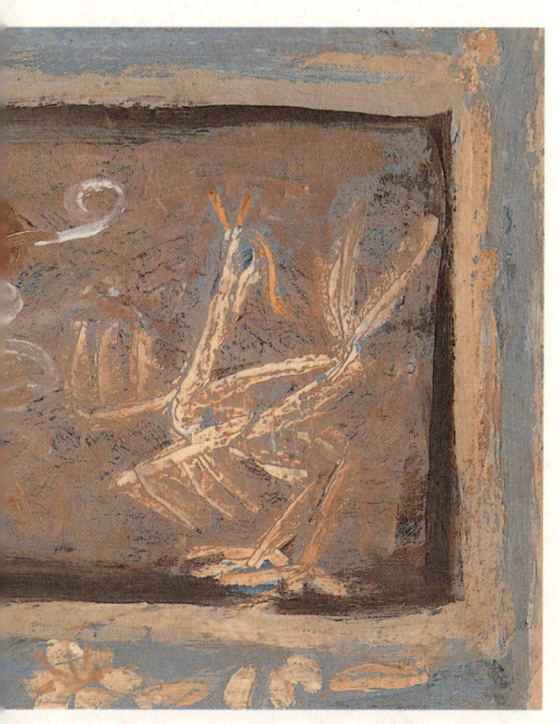

희미하게 깜박이는 흰 점이 심장의 박동이라는 소리를 듣고
처음에는 그저 신기하게만 느껴졌어.
별이 네가 벌써 저렇게 콩닥거리고 있다니 하는 신기함이었지.
그런데 계속 들여다보니 내 심장도 같이 조그맣게 쿵덕거리는 거야.
너의 가냘픈 박동이 점점 큰 파장이 되어
내 가슴까지 천천히 다가와 잔잔히 울리기 시작한 거지.
오늘 네 모습을 보고 오면서 엄마가 아빠 손을 너에게로 이끌었어.
좀 쑥스러웠어. 별이 네 위에 올려놓는 내 손이 어색하기만 했어.
그런데 오늘 본 네 모습이 나에게 용기를 주었을까.
쑥스러움을 금방 떨치고 엄마 배를 어루만졌어.
처음에는 네가 내 손 바로 아래에 있다는 것이 실감이 나지 않았어.
그런데 배 위에 손을 놓고 좀 시간이 흐르자, 네가 꼭 내 손을 느낄 것만 같았어.
그러더니 너에게 얘기가 하고 싶어진 거야. 너에게로 조용히 타전을 했어.
네가 있는 곳쯤을 어루만지며 속으로 '아빠야' 하고 속삭였어.
그 말을 한 순간 정말 어색했어.
엄마가 너를 가졌다는 소식을 들었을 때 '나도 이제 아빠다' 라는 생각은 했지만,
정작 별이 너에게 대고 아빠라고 속삭이는 것은 또 달랐어.
사랑 표현에 서툰 연애 초보생의 어색함 같다고나 할까?

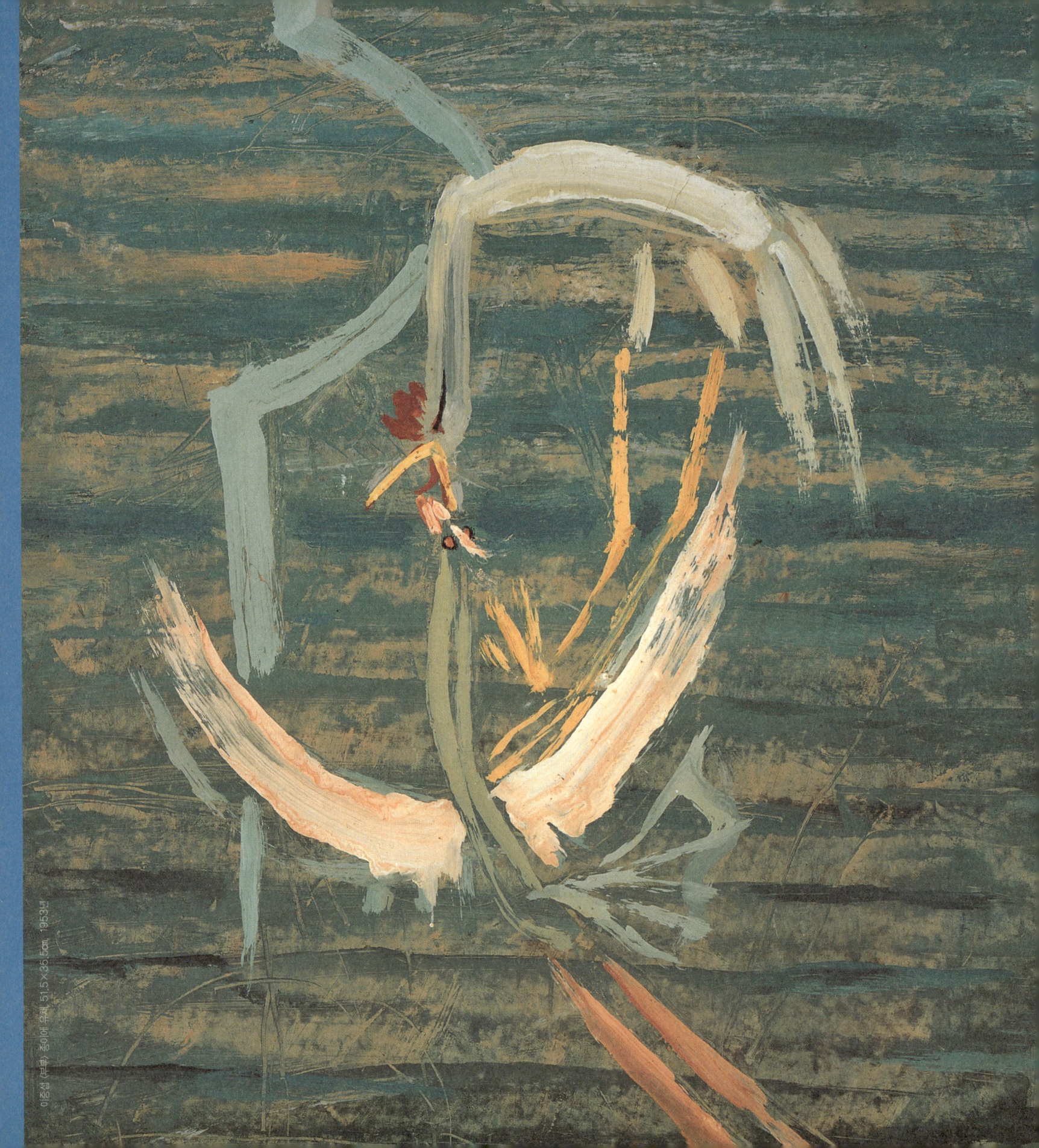

이 어색함은 곧 없어질 거라고 엄마가 아빠를 위로했어. 그래, 별이 너에게 자주
속삭이다 보면 익숙해지겠지.
아빠가 너에게 속삭이는 것이 어색해도 아빠는 나름대로 노력하고 있는 것이니
별이 네가 너그럽게 받아 줘.
별이 네가 내 속삭임에 답을 하려면 좀 시간이 지나야 하겠지.
그렇더라도 오늘 너를 부른 것처럼 계속 내 마음을 띄워보낼게.
빈 병 속에 편지를 담아 흐르는 냇물에 띄워보내는 심정으로
너를 계속 부를 거야.

소리 없는 타전을 하는데 어떤 느낌이 들었는지 아니? 어루만지고 있는 내 손
저편 어둠 속에 별이 네가 있는 것이 아니라, 별이 네가 어느덧 내 가슴 속에
들어와 있다는 느낌이 들었어. 오늘, 너를 보고 오는 오늘, 너를 어루만지고 있
는 내 손을 타고 네가 내 가슴으로 찾아들었음을. 내 작은 가슴을 기쁨과 애틋
함으로 가득 채우며 네가 들어와 있음을 느꼈어. 그것은 충만이었어.

별아, 이제 내가 아빠가 됐음을 비로소 알게 됐다. 이제야 내가 한 사람을 온전
히 안을 수 있는 마음을 가지게 되었음을 알게 됐다. 내 작은 가슴을 넓고 환하
게 해 준 별아, 고맙다. 내 작은 가슴을 넓고 넓혀 너를 한 품에 폭 안으마.
별아, 사랑한다.

사랑의 타전 / 서진석

별아, 아빠 목소리 멋지지?
아빠는 너를 정말 사랑하시고, 네 아빠가 되는 걸 무척 기뻐하고 계셔.
너를 위하는 길이라며 엄마에게도 얼마나 잘해주시는지 모른단다.
이제 엄마 목소리뿐 아니라 아빠 목소리도 듣게 될 거야.
아빠가 자주 너에게 이야기하실 모양이니까.
"야, 신난다!" 하고 짝짝 손뼉을 치는 네 모습이 보이는 것 같아 엄마도 기분이 좋은데.

손가락은 생겼을까? 발가락은?

오늘 엄마가 아주 기분 좋은 상상을 했단다.
네 모습을 떠올리며 자그마한 손도 만져보고
도톰한 작은 발도 만져보고 네 작은 얼굴도 그려보았단다.

아기와 함께 꿈꾸기 2

- **개미네 꽃밭** | 백미숙 — 동화
- **낮잠** | 윤일주 — 동시
- **그림 속의 문** | 선안나 — 엄마를 위한 이야기
- **젊어지는 샘물** — 옛이야기
- **과수원 길** — 이야기가 있는 동요

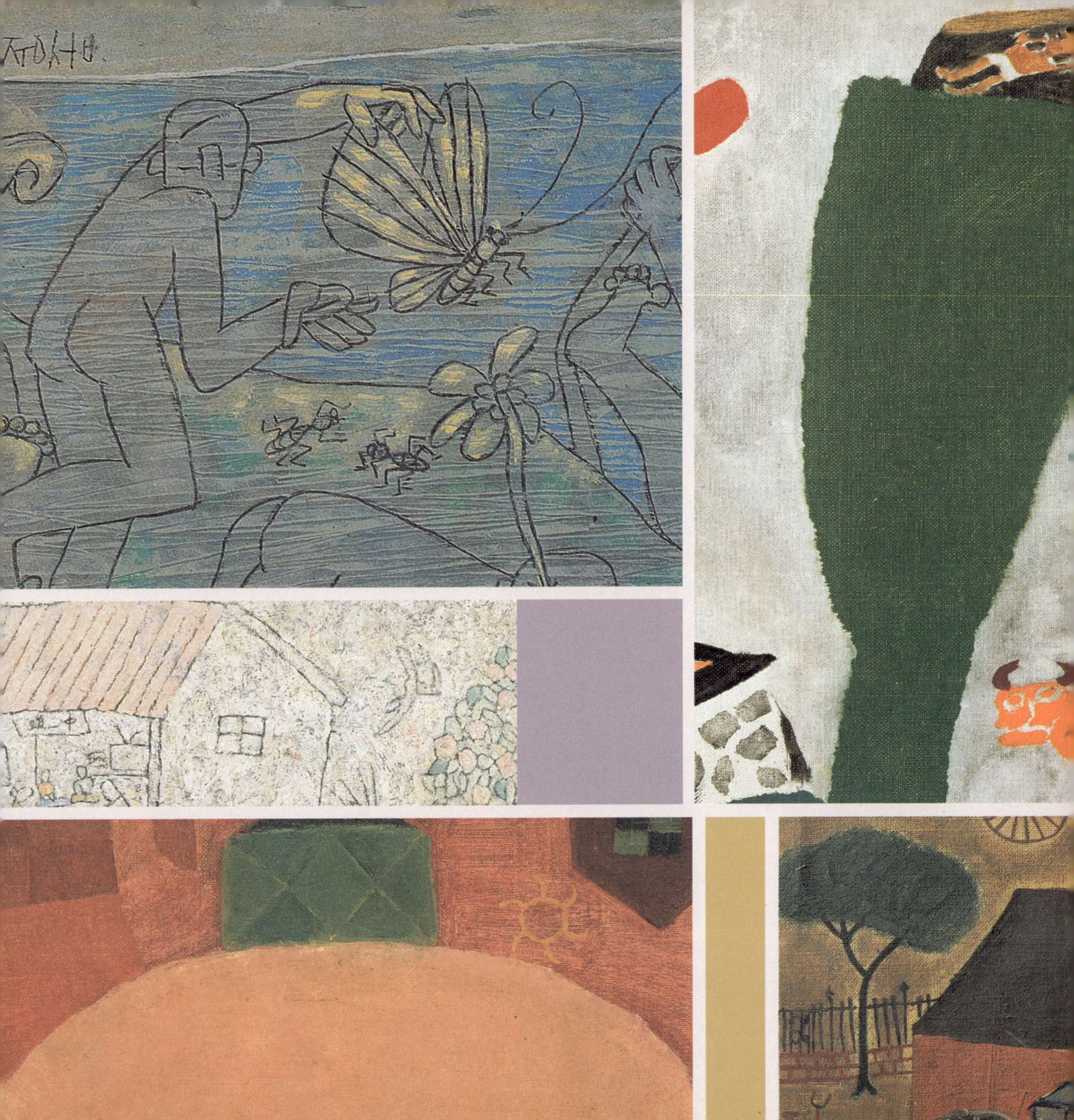

별아,

엄마는 산책하는 것을 참 좋아해. 공원이나 오솔길을 걷는 것도 참 좋지만, 늘 그런 곳에 갈 수는 없거든. 그래서 시장에 오가는 길이 바로 엄마의 산책길이란다.

시장으로 가는 데는 큰 길도 있지만, 엄마는 집들 사이로 난 골목길을 걸어서 간단다. 이리저리 둘러보며 천천히 걷지. 이런 저런 생각도 하고, 콧노래도 부르고, 아이들 노는 모습도 구경하고, 채소 장수 트럭이 멈춰서 손님을 부르면 기웃거리고 물건 구경도 하고. 그 길에서 담장 위로 환하게 핀 살구꽃도, 덩굴장미가 수줍게 웃는 것도 보게 되지. 향기에 고개를 들어보면 연둣빛 대추꽃이 잎사귀 옆에 보일 듯 말 듯 피어있기도 해.

엄마는 때로 안 가본 골목길로 가기도 하는데, 그러면 뜻밖의 기쁨을 만날 수가 있단다. 길모퉁이에서 예쁜 아기 옷을 파는 집을 발견하기도 하고, 커피 냄새 향긋한 작은 찻집도 발견하지. 감이 노랗게 익는 모습도, 빨간 단풍잎이 덮여 있는 길을 만나기도 해.

이렇게 발길을 조금만 돌려도 새로운 풍경을 만날 수 있단다.

별아, 오늘은 엄마가 개미 얘기 해줄게. 이 개미는 남이 안 하는 생각을 했단다. 그래서 새로운 세상을 만들었어. 이 개미 이름을 별이라고 할까?

탁, 톡톡톡톡 떽때구르르르!
통통 부푼 꽃씨주머니가 탁 하고 터졌어.
갈색으로 잘 여문 꽃씨가 여기저기로 톡톡톡톡 튀어나갔고.
"휴우, 깜짝 놀랐네."
아기 개미 별이는 가슴을 쓸어 내렸지.
"그런데 이건 뭐지? 먹을 수 있는 걸까?"
아기 개미 별이는 발 앞으로 떽떼구르르 굴러온 꽃씨를 톡톡 쳐보았어.
"집에 가져가서 어른들께 여쭤봐야지."
별이는 두 팔을 벌려 꽃씨를 힘껏 들었어. 하지만 꽃씨는 꼼짝도 하지 않았어.

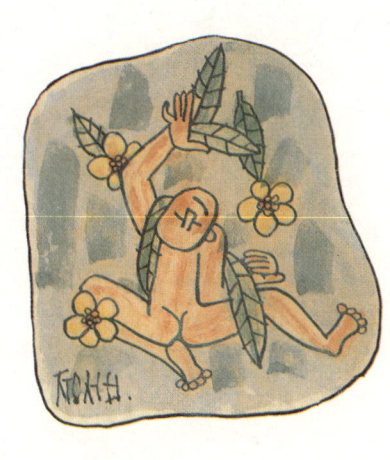

"친구들을 부를까?"
별이는 오늘 처음 어른 개미들을 따라 집밖으로 나왔거든.
어른 개미들이 이렇게 말했지.
'커다란 먹이를 발견하면 다른 개미들을 불러라. 여럿이 힘을 합하면 큰 일도 쉽게 할 수 있단다.'
아기 개미 별이는 도리도리 고개를 저었어.
"아냐, 아냐. 내 힘으로 나를 거야. 이건 내가 처음 찾아낸 거니까."
아기 개미 별이는 꽃씨를 힘껏 밀었어.
"영차, 영차!"
기우뚱기우뚱 꽃씨가 움직였지.
아기 개미 별이가 미는 대로 꽃씨는 조금씩 굴러갔어.
그래서 햇살이 비스듬히 기울었을 때 별이는 꽃씨와 함께 집에 도착할 수 있었어.
"할아버지, 이것 보세요. 제가 가져온 거예요."
아기 개미 별이는 가슴을 한껏 내밀며, 할아버지의 칭찬을 기다렸어.

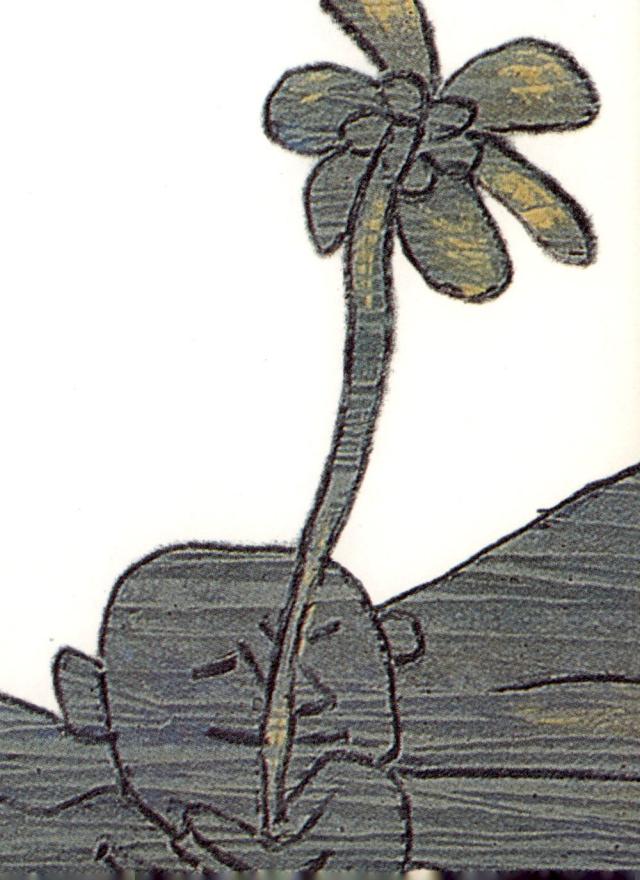

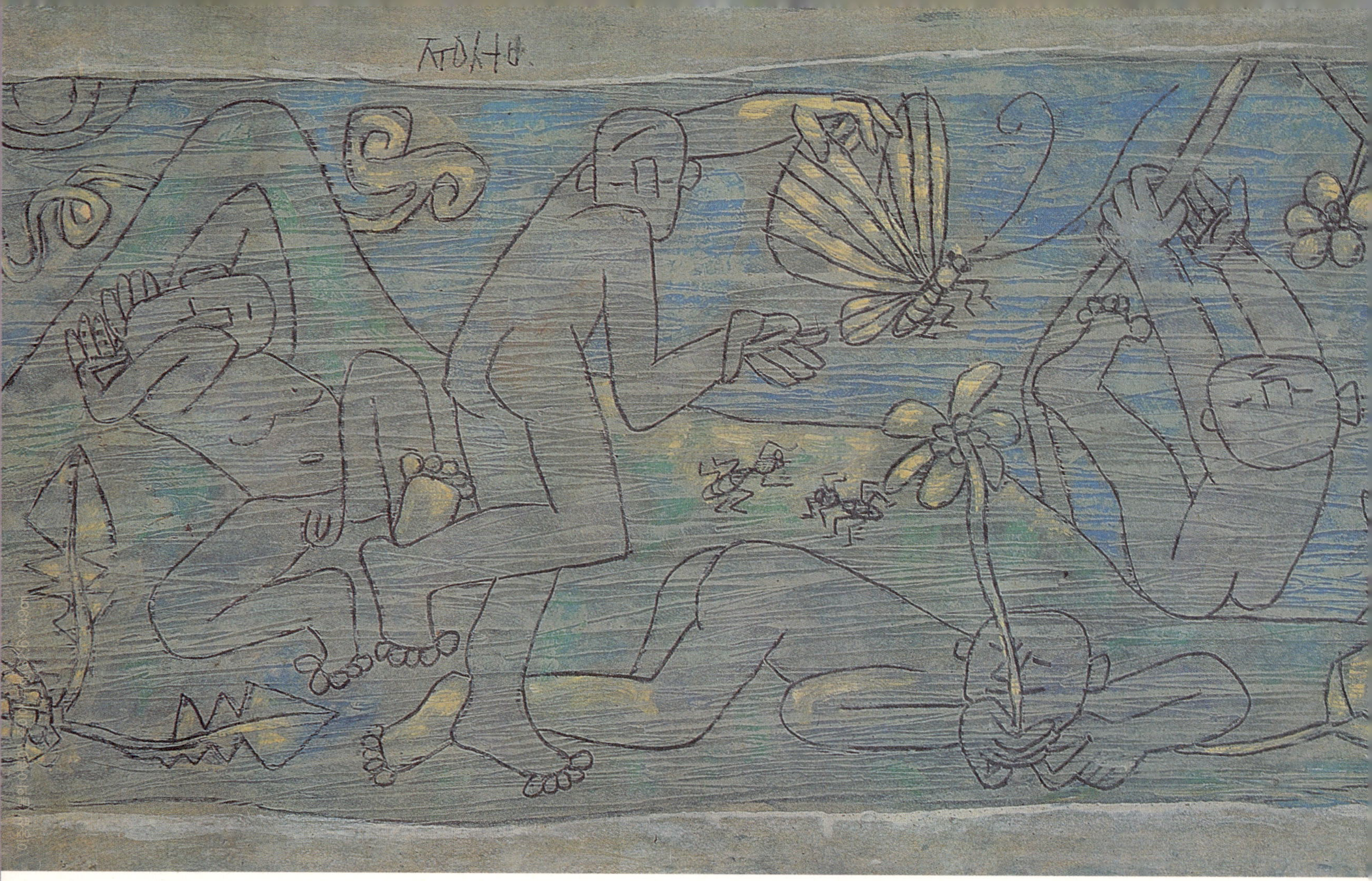

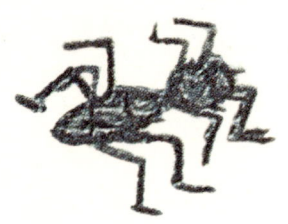

"아니, 이건 봉숭아 꽃씨 아냐? 집안에 꽃씨를 두었다간 큰일난다. 싹이라도 트는 날에는 집을 무너뜨리지. 어서 내다버려라."
할아버지의 꾸중을 듣고, 별이 눈에는 눈물이 그렁그렁 맺혔어.
아기 개미 별이는 꽃씨를 집밖으로 가지고 나갔어. 하지만 아무래도 꽃씨를 버릴 수가 없었어. 어찌됐든 그것은 별이가 첫 나들이에서 가져온 것이잖아.
그리고 또 한 가지, 몹시 궁금한 것이 있었거든.
"싹이 무얼까? 정말 집이 무너질까? 싹트는 걸 보고 싶어."
아기 개미 별이는 흙을 파고 꽃씨를 감추었어.
흰눈이 펄펄 내리는 겨울이 왔어. 개미네 식구들은 문을 꼭 닫고 따뜻한 집안에서 겨우내 잠을 잤어.

봄을 부르는 비가 개미네 닫힌 문을 똑똑똑 두드렸어. 개미들은 기지개를 켜며 일할 준비를 시작했지.

그런데 큰일이 났어. 우르르르르, 개미네 집 한 귀퉁이가 무너져 내렸어. 하얗고 뾰족한 것이 무너지는 흙더미 사이로 보였지. 집밖으로 나가본 개미들은 갸웃이 고개를 든 봉숭아 새싹을 볼 수 있었지. 아기 개미 별이가 꽃씨를 묻었던 바로 그 자리에서.

어른 개미들은 봉숭아 뿌리가 깊이 뻗어 내려와도 집이 무너지지 않도록 집을 고쳐지었어. 봉숭아는 길쭉한 잎을 쭉쭉 뻗으며 무럭무럭 자랐어.

옆구리마다 동그란 봉오리를 송알송알 달더니 예쁜 꽃잎을 활짝 활짝 열었고.
"야, 참 시원하다."

아저씨 개미들은 봉숭아 꽃나무 그늘에서 땀을 식혔어.
"아무리 먼 곳에서도 우리 집을 금방 찾을 수 있지 뭐예요. 저 봉숭아 꽃나무는 어디서나 잘 보이거든요."

아주머니 개미들도 봉숭아 꽃나무를 자랑스러워했어.
"꼭꼭 숨어라. 더듬이가 보일라."

아기 개미들은 봉숭아 꽃나무에서 술래잡기를 했어. 어디 그뿐인가. 맛있는 게 생각나면 봉숭아 줄기를 타고 올라갔지. 빨간 꽃잎 사이에서 달콤한 꿀을 배불리 먹을 수 있었어.

바로 그 무렵부터야. 맨 처음 밖으로 나들이를 나간 아기 개미들이 꽃밭 근처를 서성이게 된 것은. 아기 개미들은 꽃씨 하나씩을 몰래몰래 감춰 왔어. 어른 개미들이 아무리 말려도 소용이 없었어. 조그만 채송화 꽃씨를 품에 꼭 안고 오는 개미도 있었고. 눈사람을 만들려고 눈덩이를 굴릴 때처럼, 커다란 분꽃씨를 굴려오는 개미들도 있었어.

내년 봄이면 개미네 집 옆으로 예쁜 꽃밭이 생겨날 거야.

개미네 꽃밭 / 백미숙

별아,
우리도 개미네 꽃밭 구경가자.
꽃씨를 받아다가 별이네 꽃밭을 만드는 거야.

별아,

오늘은 엄마가 몸이 가뿐하고 왠지 힘이 넘쳐.
그래서 큰 맘먹고 오전 내내 청소를 했단다.
먼저 책상 정리. 책이랑, 가계부랑, 펜이랑 가지런히 정리한 뒤, 먼지 닦기.
그런데 다 읽은 책을 꽂으려니 책장이 비좁지 뭐야. 내친 김에 책장의 책도 정리했어.
나중에 우리 별이와 다시 읽고 싶은 책들을 가려내고, 버려도 좋을 책들은 꺼내 한곳에 두었어. 아빠가 쉬시는 날 밖에 내놓을 생각이야.
다음은 부엌 차례입니다. 설거지를 하고, 가스레인지며 후드도 깨끗이 닦았지.
설거지를 할 때면 밖이 내다보이는 작은 창도 말갛게 닦았어.
이제 방과 거실, 부엌 바닥에 청소기를 돌리고 걸레질을 마치니 청소 끝.
땀도 나고 먼지투성이야. 그래서 샤워를 하고 나니 노곤해지는구나.
별아, 엄마가 오늘 너무 무리했나 봐.
별이 너도 엄마 뱃속에서 힘들었지? 이제 쉬면서 엄마가 읽어주는 시를 들어봐.

둘째마당 2
아기와 함께 꿈꾸기

따가운 지붕엔
잎사귀를 덮고서
박 하나 쿠울쿨
잠을 자고

그늘진 토담 밑
매미가 우는데
나팔꽃 꼬옵박
잠을 자고

부채질 시원한
할머니 무릎엔
애기가 새액색
잠을 자고

낮잠 / 윤일주

별아, 낮잠 한숨 자자.
그럼 잘 자. 나의 사랑스런 별이.

별아,

안녕?

오늘은 기분이 어떠니?

엄마는 오늘 마음이 편안하고 한가로운 기분이야.

엄마가 바쁘거나 피곤할 때도 별이 너를 생각하면 마음이 즐거워.

그러나 이렇게 마음이 한가로울 때 너를 생각하고 있으면,

햇볕을 받고 있는 호수처럼,

그렇게 따스한 기쁨이 마음에 가득 차.

별이 너는 어떤 아이일까?

작은 씨앗 속에는 싱싱한 잎도, 튼튼한 줄기도, 예쁜 꽃도, 탐스런 열매도

들어 있어.

달콤한 향기와 나비의 예쁜 춤, 벌들의 노래도 들어있지.

그런 것처럼 네 안에는 얼마나 풍성한 세계가 들어있을지…….

생각만 해도 엄마는 마음이 설렌다.

별아, 엄마가 너를 꿈꾸며 아름다운 동화를 읽을게.

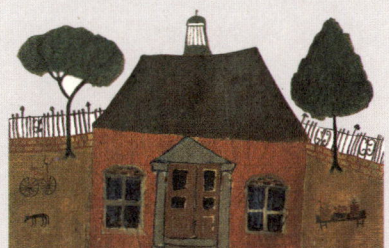

별아,

방금까지만 해도 아기 제비처럼 재재거리더니, 어느새 너는 꽃잠에 취했구나.

발그레한 볼이며 순한 눈매가 그럴 수 없이 사랑스럽다.

엄마는 벽에 붙은 네 그림을 본다.

하얀 도화지 속에 푸른 강물이 흐르고 있다.

하늘에는 해가 말갛게 웃고 있고, 날개가 튼튼한 새 한 마리가

힘차게 날고 있다.

그리고 문이 하나 서 있다. 까만 손잡이가 선명한 빨강색 문이.

별아. 너는 그림 그리기를 무척 좋아한다.

입을 꼬옥 다문 채 크레파스를 칠하는 네 모습에 엄마는 한참씩 넋을 잃는다.

뭔가에 골똘히 정신을 파는 어린아이의 모습처럼 어여쁜 게 또 있을까.

그림이 완성되기가 무섭게 너는 엄마를 불러댄다.

"엄마, 이것 봐. 다 그렸어."

"그래애?"

엄마는 설거지를 멈추고, 혹은 거품이 부글거리는 빨래통에서 손을 꺼내고

네 그림을 봐 주어야 한다. 너는 눈을 반짝이며 엄마 말을 기다리고 있지.

"어머, 근사하다. 정말 잘 그렸는데?"

엄마는 으레 이렇게 말을 시작한다. 언제나 네게 많은 칭찬을 해주고픈 마음

때문이기도 하지만, 대부분 엄마는 진짜로 감탄을 한다.

집이며, 산이며, 어쩜 그다지도 정겨운 모양을 하고 있는지.

"별아, 바다가 참 멋있다. 그런데 이 꼬불꼬불한 건 뭐지?"

"엄만 그것도 몰라? 길이잖아."

"아, 길이 물속으로 나 있구나. 그런데 이 자동차는 왜 거꾸로 매달렸지?"

"그게 아니라구. 길이 꼬부라지니까 자동차도 따라가는 거야."

"옳아, 그렇구나……."

엄마는 그제서야 마음의 눈을 뜨곤 한다.

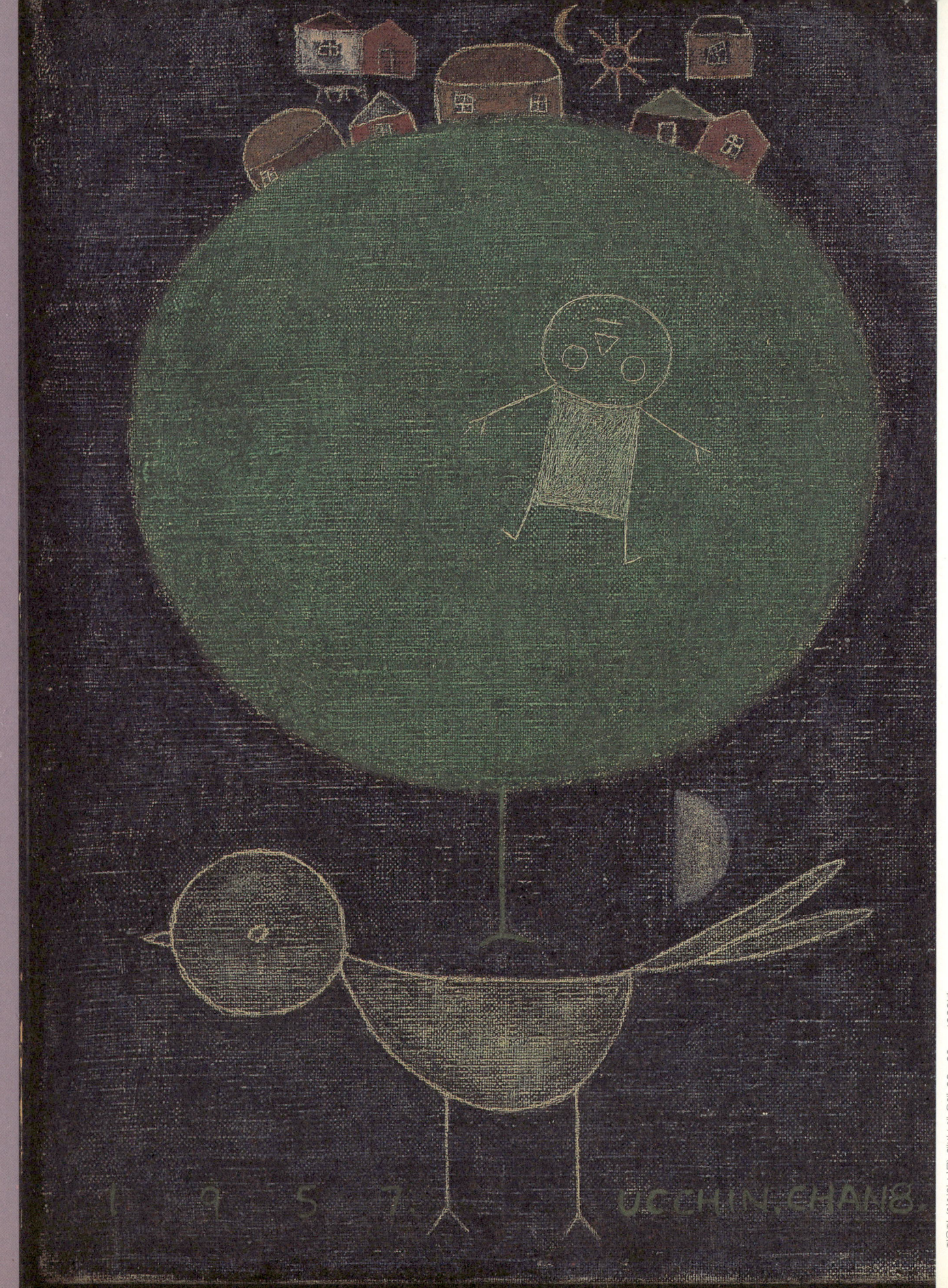

장욱진 〈아이와 나무〉 캔버스에 유채, 28×22cm, 1983년

곡선으로만 이루어진 네 작은 우주, 그 속에서는 모든 게 자유롭다.
집보다 더 큰 잠자리가 하늘을 날고, 로켓 속에 꽃이 자라며, 초록색 눈이 펑펑 쏟아진다.
"별이 어머니, 별이도 미술 학원에 보내지 그러세요. 우리 아이도 미술 학원에 다니고부턴 그림을 사실적으로 잘 그린답니다."
벽에 덕지덕지 붙여 놓은 네 그림을 보고, 이웃집 아주머니는 친절하게 말씀하셨지. 그러나 엄마는 그저 웃기만 하였다. 잠자리가 집보다 훨씬 클 수 있는 지금의 네 우주를 오래오래 지켜주고 싶다고 생각하면서.
그러나 엄마도 당황할 때가 있다. 네 그림 아무데서나 불쑥 나타나는 문 때문이다. 엄마는, 문이란 열거나 혹은 닫기 위하여 있는 것이라고 믿었다. 안과 밖을 연결시켜 주는 하나의 통로라고. 그런데 네 그림 속의 문은 엉뚱하였다. 집에서 저만큼 떨어져서 저 혼자 서 있거나, 어느 땐 시침을 뚝 떼고 꽃밭 속에 서 있기도 하였다.
"별아, 문이… 꽃밭 속에 있네?"
"응."
힘들게 묻는 엄마 말에, 너는 너무도 간단히 그리고 태연하게 대답하였다. 네 눈빛이 하도 해맑아서, 엄마는 잠자코 입을 다물 수밖에 없었다.

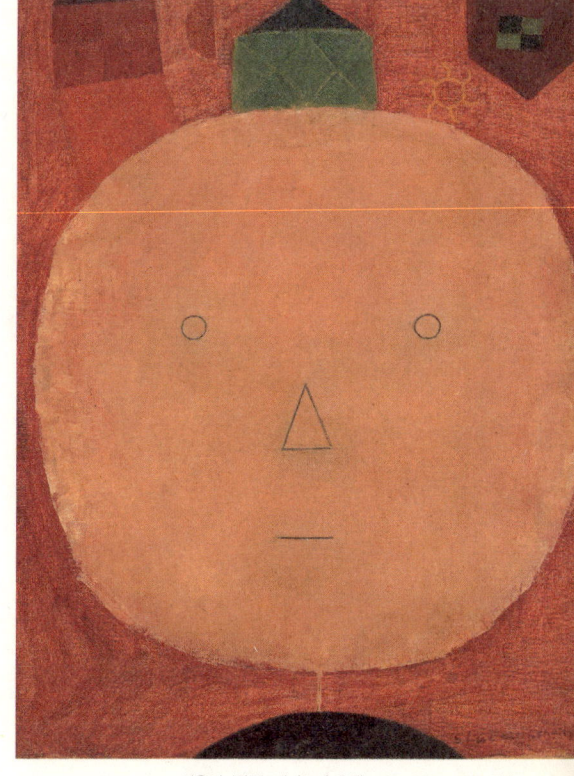

장욱진 〈얼굴〉 캔버스에 유채, 40×30cm, 1957년

그런데 얼마 전의 일이다. 문이 지붕 위에 서 있는 것을 보고 엄마는 그만 참지 못하고 말하였다.
"별아, 문은 말이야. 요기 담벼락 사이에 그려 넣어야지."
"……"
"생각해 보렴. 우리집도 그렇고, 옆집도 그렇잖아."
너는 무슨 말인가 하고 싶은 눈빛으로 엄마를 쳐다보았지.
그러나 아마도 너는 어떻게 말해야 하는지를 모르는 것 같았다. 그리하여 너는 엄마가 짚어준 그 자리에다 문을 그려넣었다.

그 다음부터 네 그림 속에서 문은 제자리를 찾게 되었다. 그런데 이상도 하지, 엄마 마음은 영 개운치가 않았다. 네 우주에 떠 있던 영롱한 별 하나를 꺼뜨린 것만 같아서.

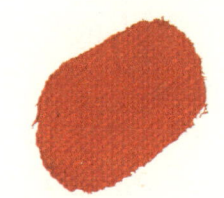

대성리로 가는 기차 차창에 너는 낯을 대고 바깥을 바라보았다.
네게 있어서 낯선 곳이란 늘 가슴 두근거림을 뜻하지.
새롭게 마주치는 세상은 언제나 크고 빛나고 신비로우며…….
그들이 속삭이는 비밀스러운 말들을 너는 알아들을 수 있지.
"엄마, 엄마."
"응."
"우리 지금 대성리 가는 거지?"
"그래."
"그럼 북한강은 언제 갈 거야?"
네 엉뚱한 물음에 엄마는 방긋 웃고 말았다.
대성리 작품전이 북한강 가에서 열린다는 이야기가 네겐 너무 어려웠나 보다.
"있지 별아, 대성리에 내리면 북한강이 있단다."
"으응."
너는 그제서야 배시시 웃었다.

겨울 강 가에서 열리고 있는 작품전은 어쩐지 을씨년스러웠다. 고목나무 가득히 나부끼는 빨강 파랑 주황의 천 조각들, 하얀 실로 얽은 거미줄에 매달린 철사 인형들, 새끼줄 가득히 널린 빨래들…….
엄마는 그 작품에 붙여진 제목과 그 작품의 숨은 뜻을 이해하려고 끙끙거렸다.
그러나 별이 너는 아무것도 묻지 않았다. 그저 신이 나서 뛰어다니며, 눈에 보이는 그대로 바라보기만 할 뿐.
"엄마, 문이다 문."
네 목소리가 젖은 풀잎처럼 생기를 띠었다.

아기와 함께 꿈꾸기

둘째마당 2

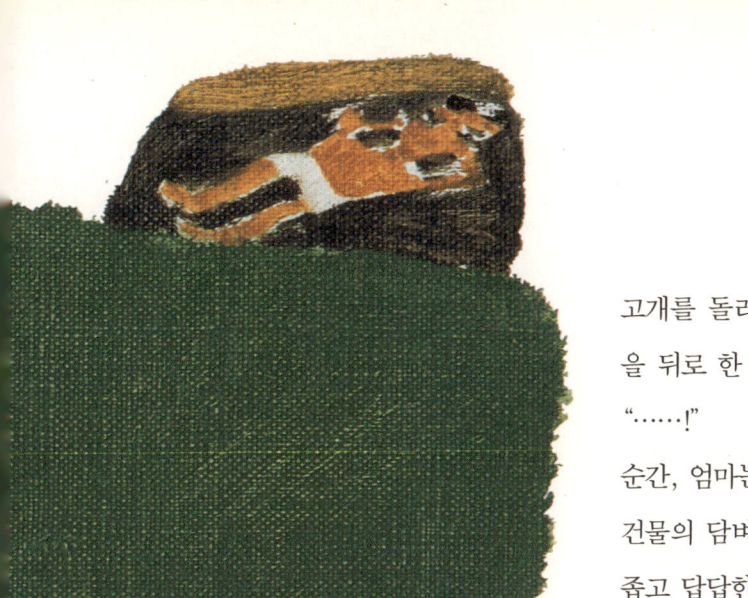

고개를 돌리니, 네 손끝이 가리키는 곳에 정말 문이 하나 서 있다. 푸른 강물을 뒤로 한 채. 빨강색의 그 문은 강기슭에 혼자 서서도 당당했다.
"……!"
순간, 엄마는 깨달았다.
건물의 담벼락 사이에 붙박혀 있는 문만 문이라 여겼던 엄마 생각이 얼마나 좁고 답답한 것이었나를.
별이 너에겐 이 세상 전체가 무한한 가능성을 향해 열린 문이었고,
그 문을 통해 너는 자유롭게 우주를 만나고 있었던 것을…….
집으로 돌아온 너는 의기양양하게 그림을 그리기 시작하였다.
푸른 강물과 말간 해와 새 한 마리, 그리고 빨강색의 커다란 문을.
별아, 잠든 네 머리맡에서 엄마는 그림 속의 문을 쳐다본다.
꺼뜨린 줄만 알았던 네 우주의 별 하나가 새로이 빛나더니,
어느새 엄마의 가슴으로 날아와 반짝이고 있다.

그림 속의 문 / 선안나

장욱진 〈나무〉 캔버스에 유채, 41×32cm, 1989년

별아,

너만의 우주 안에서 무슨 꿈을 꾸고 있니?
아기들의 꿈이 하늘로 올라가 별이 되는 건 아닐까?
그리하여 아기가 걸어가는 삶의 길에 빛을 뿌려주는 건 아닌지.
그런 생각을 잠시 해보았어.

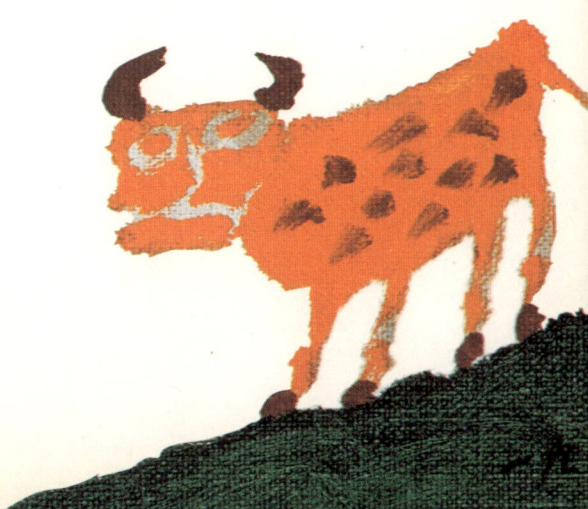

별아,

엄마가 옛날 얘기 해줄게.
어렸을 때 엄마의 할머니한테 들은 이야기야.
"할머니, 왜 이렇게 얼굴이 쪼글쪼글해요?" 하고
엄마가 할머니의 주름살을 손으로 당겨 펴면서 물으면
할머니는 이렇게 대답하셨어.
"네가 훨훨 날아가서 젊어지는 샘물을 떠오렴. 할미 좀 젊어지게."
그리고 이 얘기를 해주셨어. 잘 들어봐.

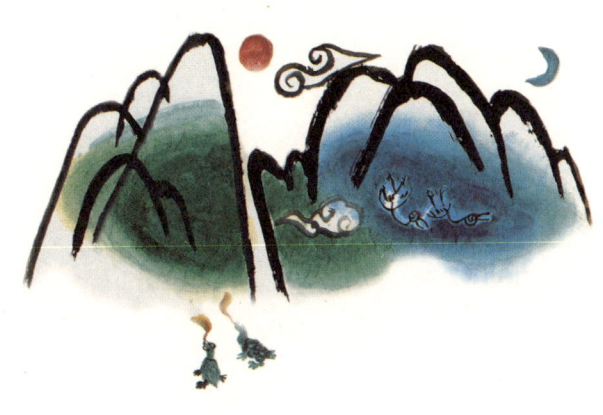

옛날 옛날, 깊은 산골에 마음씨 착한 할아버지와 할머니가 살았어.
할아버지가 산에 가서 나무를 해다가 팔아서 가난하게 살았지.
할아버지는 힘들고 가난한 것은 참을 수가 있었어.
할아버지와 할머니는 남들처럼 아이들이 없어서 무척 외로웠어.
그런데 이 착한 할아버지의 이웃에는 심술쟁이 욕심쟁이 할아버지가 살았단다. 그 할아버지는 아이도 없고 부인마저 먼저 죽어 혼자였어. 그런데 이 할아버지는 욕심이 많은 데다가 무척 심술궂었어.
그래서 동네 사람들은 그 할아버지를 몹시 미워했지.

그러던 어느 날이야. 마음씨 착한 할아버지는 그 날도 나무를 하러 산으로 갔어.
할아버지가 한창 나무를 하고 있을 때, 어디선가 파랑새 한 마리가 날아와 노래를 했어. 그 소리가 어찌나 맑고 고운지, 할아버지는 일손을 멈추고 한참이나 그 소리를 들었지.
그런데 새가 그만 저쪽으로 날아갔어.
할아버지는 그 노랫소리를 좀더 들으려고 새를 따라갔지.
그러자 파랑새는 더 멀리 날아가서 노래를 했어.
할아버지도 다시 새를 따라 갔어. 이렇게 해서 할아버지는 산을 몇 개나 넘었어.
그리고 마침내 어느 골짜기에 이르게 되었어.
그곳에는 맑은 샘물이 솟아오르고 있었어.
할아버지는 목이 말라서 두 손으로 샘물을 떠서 마셨어.

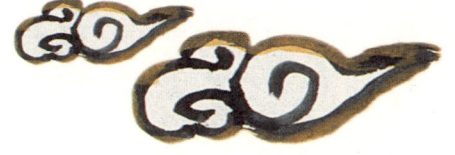

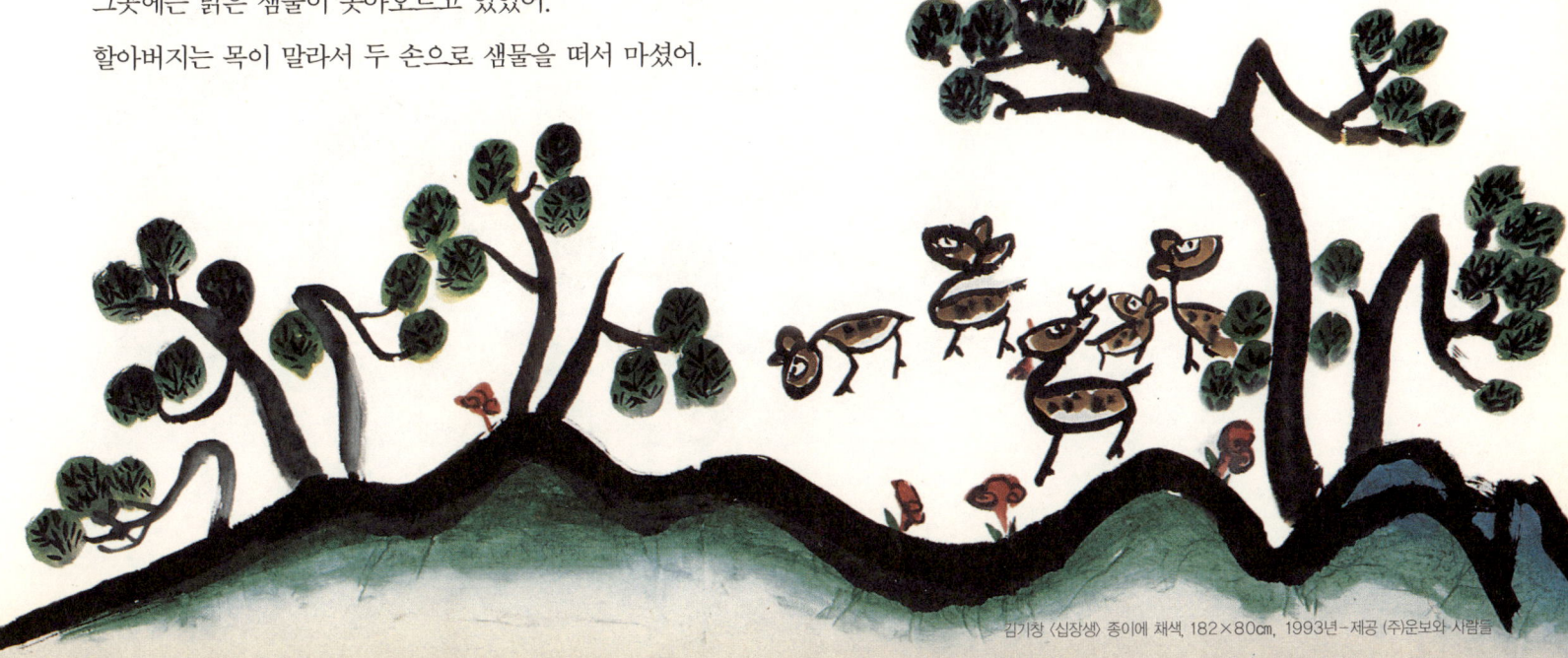

김기창 〈십장생〉 종이에 채색, 182×80cm, 1993년 –제공 (주)운보와 사람들

그 샘물이 어찌나 시원하고 맛있는지, 할아버지는 다시 몇 움큼의 물을 떠마셨어.

그런데 참 이상한 일이야. 갑자기 몸이 얼얼해오며 잠이 퍼부었어.

할아버지는 샘물 옆 너럭바위에 누워 잠이 들고 말았어. 할아버지가 자다가 깨어 보니 벌써 해가 지고 어두운 밤이었어. 할아버지는 정신을 차려 아까 나무하던 데로 돌아와 나뭇짐을 졌지.

그런데 참 이상해. 기운이 펄펄 나고 몸이 한결 가벼운 거야.

할아버지는 가벼운 발걸음으로 산을 내려왔어.

집에서 기다리던 할머니는 야단이 났어. 아무리 기다려도 나무하러 간 할아버지가 돌아오지를 않는 거야. 나무를 하다가 다쳤을까? 깊은 산골에서 늑대나 호랑이에게 잡아먹히지나 않았을까? 별별 생각이 다 들었지.

할머니는 이웃집 심술쟁이 할아버지에게 갔어. 그리고 남편을 좀 찾아봐 달라고 부탁을 했어.

그런데 심술쟁이 할아버지는 코방귀만 뀌었어.

"아니, 내가 이 어두운 밤에 어디를 가서 그 영감을 찾는단 말요? 여태 안 돌아오는 걸 보면 아마 호랑이나 늑대에게 잡아먹힌 게 분명해요."

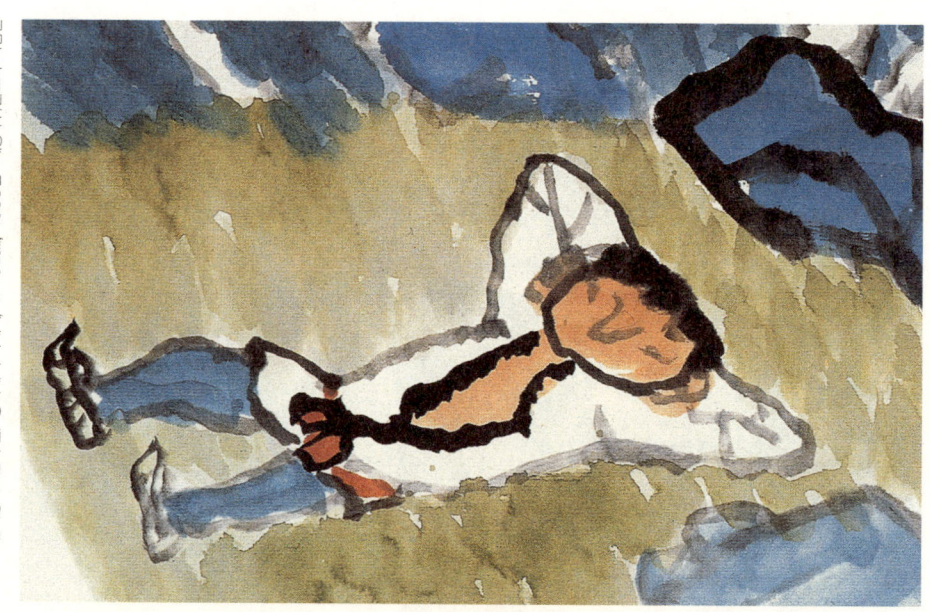

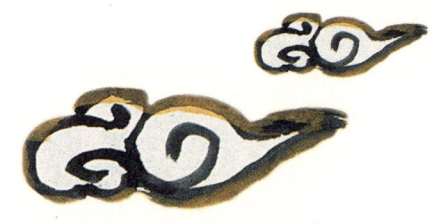

하는 수 없이 할머니는 횃불을 켜 들고 혼자 할아버지를 찾아나섰어. 그리고 나뭇짐을 지고 나는 듯이 산길을 내려오는 할아버지를 만났지. 방으로 들어와서 할머니는 할아버지의 얼굴을 보고 소스라치게 놀랐어.

"아니, 정말 당신이에요?"

"대체 왜 그러시오? 내 얼굴에 뭐가 묻었소?"

"주름살이 없어지고 살갗이 팽팽해요. 젊었을 때 당신 모습이라고요. 도대체 이게 어찌된 일이에요?"

"에이구, 신기해라. 그 샘물이 젊어지는 샘물인가 보오."

날이 밝자, 젊어진 할아버지는 할머니를 데리고 그 샘으로 찾아갔어. 할머니도 몇 움큼의 샘물을 마시고 젊은 색시가 되었지.

그러자 이웃에 사는 심술쟁이 할아버지가 찾아와서 젊어지는 샘물을 가르쳐 달라고 졸랐어. 젊은 청년이 된 할아버지는 당연히 가르쳐주었지.

심술쟁이 할아버지가 샘물을 찾아서 산으로 갔는데, 날이 저물어도 돌아오지를 않는 거야. 그 이튿날이 되어도 돌아오지를 않았고. 이제 젊어진 부부는 욕심쟁이 할아버지를 찾아나섰어.

젊은 부부가 신기한 샘물 가까이 왔을 때였어. 어디선가 아기 울음소리가 나는 게 아니겠어?

욕심쟁이 할아버지의 옷 속에서 갓난아기가 팔을 저으며 울고 있었어.

"이 영감이 욕심을 부려서 샘물을 너무 많이 마신 모양이야."

"젊어지다 못해 아기가 되어 버렸군요. 마침 아기가 없어서 쓸쓸했는데, 우리가 이 아기를 데려가서 키웁시다." 그들 부부는 아기를 안고 산을 내려왔대. 아기는 마음씨 착하고 부지런한 엄마 아빠를 닮아서 착한 사람으로 자랐대.

별아, 재미있니?

어려서 할머니에게 이 이야기를 들을 때는 샘물을 마시면 늙은 사람도 젊어진다는 것이 무척 신기했어. 그런데 지금은 착한 부모에게서 자라니 욕심꾸러기도 착한 사람이 된다는 이야기가 마음에 와 닿는구나. 내가 이제 엄마가 되어서 그런가 봐.

별아,

오늘 엄마가 아주 기분 좋은 상상을 했단다.
네 모습을 떠올리며 자그마한 손도 만져보고 도톰한 작은
발도 만져보고 네 작은 얼굴도 그려보았단다.
엄마가 이야기 하나 들려줄게.
우리 별이가 넘어지지 않고도 아장아장 잘 걸어다닐
미래의 어느 초여름날 이야기야.

별이는 마루에 앉아 블록 쌓기 놀이를 합니다.

열어놓은 문으로 싱그런 바람이 들어옵니다.

"흠흠, 이게 무슨 냄새지?"

어디서 향기가 납니다. 별이는 마당으로 내려섭니다.

바람결에 향기가 실려옵니다.

도리반 도리반거리던 별이는 마당가의 장독대로 올라갑니다.

저 멀리 보이는 산이 하얗습니다. 흰구름이 뭉게뭉게 피어나는 것 같습니다.

"눈이 왔나 봐."

별이는 지난 겨울 엄마와 눈사람 만들던 일이 생각나 얼른 장독대에서 내려옵니다.

"엄마!"

대답이 없습니다. 엄마가 시장에 간 일이 이제 생각이 납니다.

별이는 대문을 열고 밖으로 나갑니다.

골목길을 빠져나가면 과자가게가 있습니다.

"별이 어디 가니?"

과자가게 아줌마가 별이를 보며 빙긋 웃습니다. 그 옆에는 세탁소가 있습니다. 치익 하얀 김을 뿜으며 아저씨가 다림질을 하고 있습니다. 조금 더 가면 맛있는 케이크가 진열돼 있는 빵집입니다. 조금 더 가면 예쁜 화분이 옹기종기 나와 앉아 있는 꽃집입니다.

별이는 쪼그리고 앉아 한참 꽃을 들여다봅니다.

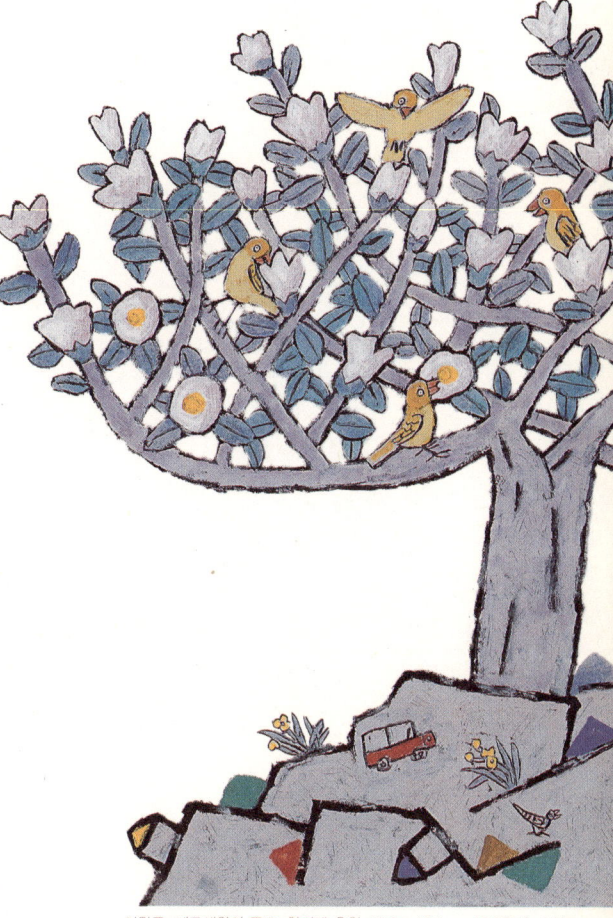

이왈종, 제주생활의 중도, 한지에 혼합, 170×133cm, 1999년, 부분

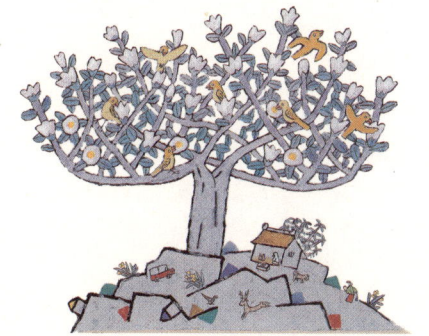

다음에는 장난감가게입니다. 멋진 로봇도, 예쁜 인형도 있습니다.

별이는 거기서 한참을 구경합니다.

덩굴장미가 예쁘게 핀 집 모퉁이를 돌아서자 들길이 나옵니다.

별이를 부르던 향기가 더욱 진해졌습니다.

과수원 울타리가 온통 하얀 아카시아꽃입니다.

별이는 손을 내밀어봅니다. 꽃송이가 손에 닿을 듯 닿을 듯 미치지 않습니다.

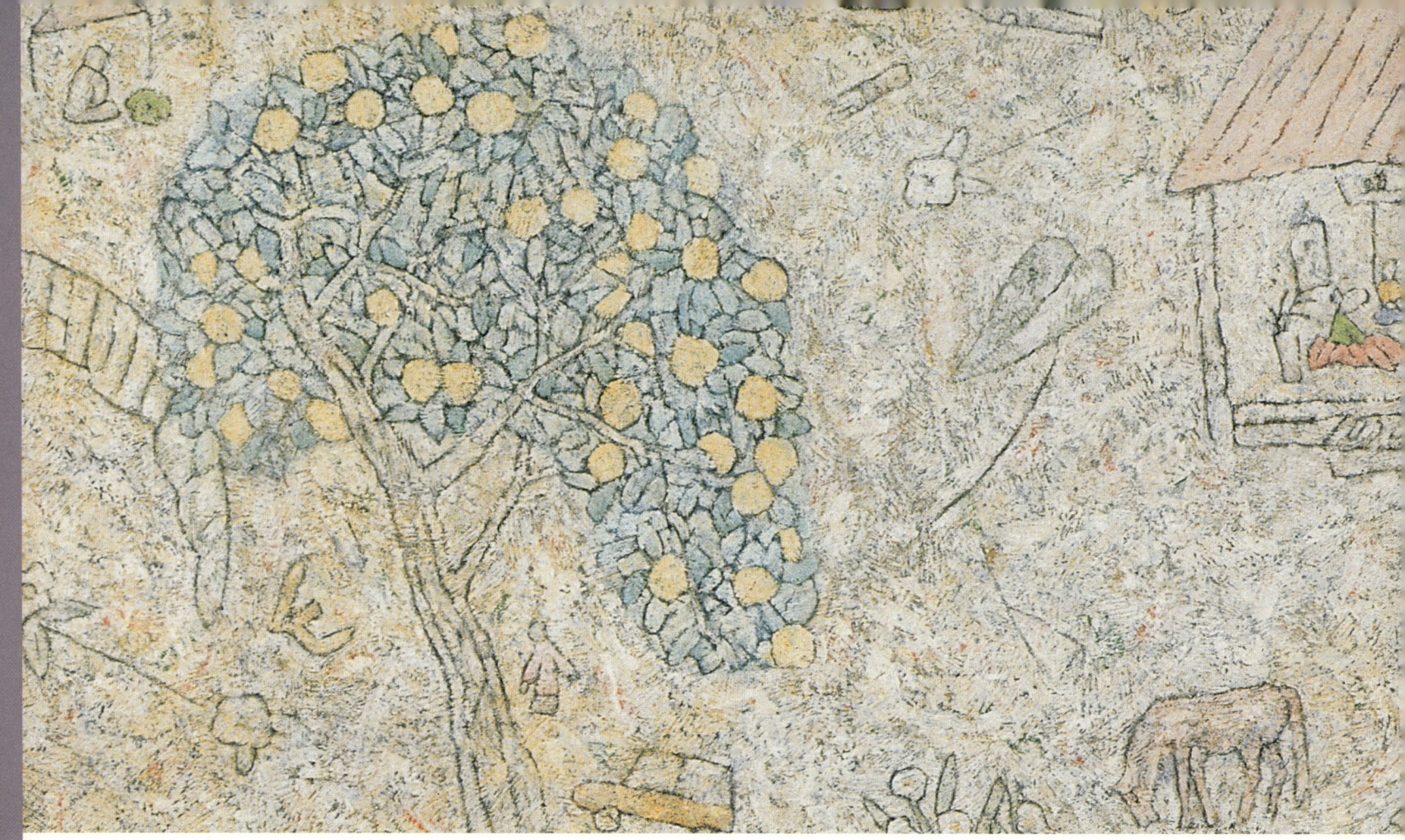

별이는 깡총 뛰어봅니다. 꽃송이가 손에 닿는 듯하더니 손목이 따끔합니다.
손목에 그어진 가는 줄에서 금세 핏방울이 배어나옵니다.
별이는 입술을 비죽비죽거립니다. 눈에는 눈물이 그렁그렁합니다.
"별아!"
엄마의 목소리입니다. 달려온 엄마의 품에 안겨 별이는 와앙 소리내어 웁니다.
"아카시아 가시에 찔렸구나. 괜찮아요. 호오."
엄마는 아카시아 꽃송이를 따서 별이의 코에 대어줍니다.
진한 향기를 맡으며 별이는 행복한 느낌입니다.
별이는 엄마를 보며 생긋 웃습니다. 엄마도 별이를 보며 생긋 웃습니다.
엄마와 별이는 손을 잡고 해 저무는 과수원길을 걷습니다.
엄마와 별이는 함께 노래합니다.

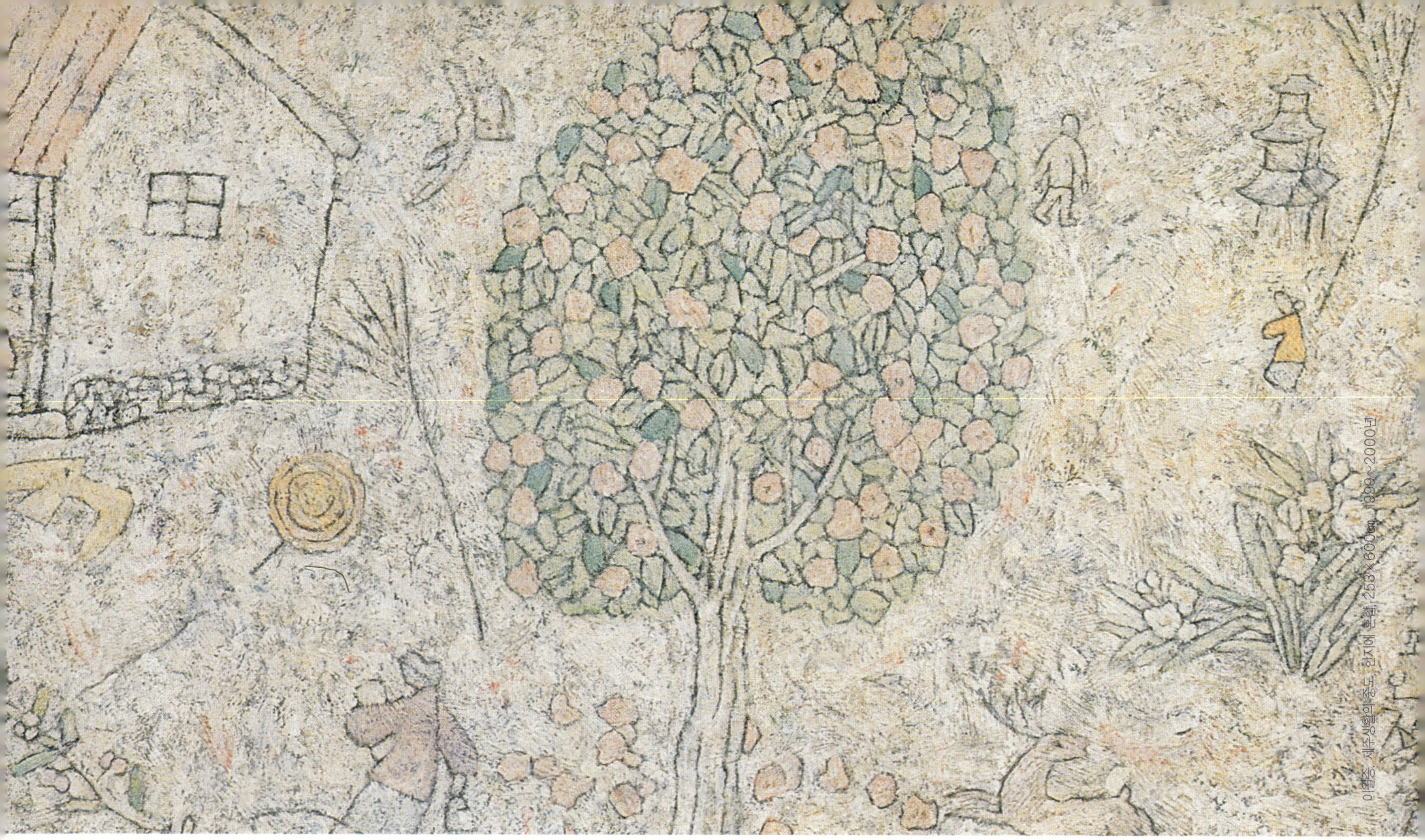

동구밖 과수원길

아카시아 꽃이 활짝 폈네

하얀 꽃 이파리

눈송이처럼 날리네

향긋한 꽃냄새가

실바람 타고 솔솔

둘이서 말이 없네

얼굴 마주 보며 쌩긋

아카시아꽃 하얗게 핀

먼 옛날에 과수원길

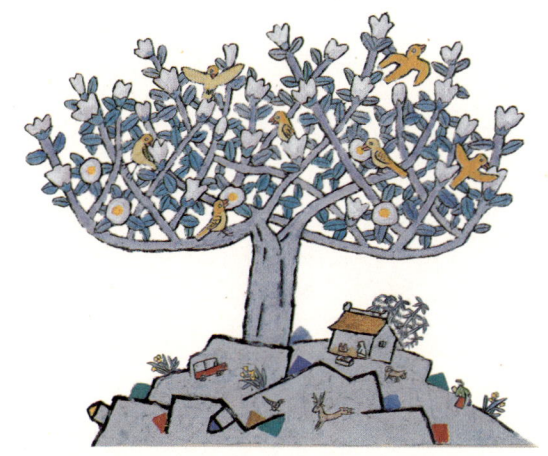

별아, 네가 나서 자라면, 우리 함께 아카시아 향기 흩날리는 길을 걷자꾸나.

앗! 우리 별이가 움직였네

엄마는 요즘 정말 기뻐.
네가 엄마 뱃속 어딘가에서 자라고 있다고 생각하며 막연했거든.
그런데 이제 네가 제법 자라서 움직이기 시작하고,
그게 엄마에게 느껴지니 얼마나 신기한지 모르겠어.

우리가 함께 살아갈 세상 3

동화	**오른쪽이와 동네한바퀴** ǀ 백미숙
이야기가 있는 동요	**해야 해야 잠꾸러기 해야** ǀ 백창우
동시	**큰산** ǀ 이문구
엄마를 위한 이야기	**섬마섬마** ǀ 김병규
아빠가 띄우는 편지	**희망의 세상을 안아보렴** ǀ 서진석

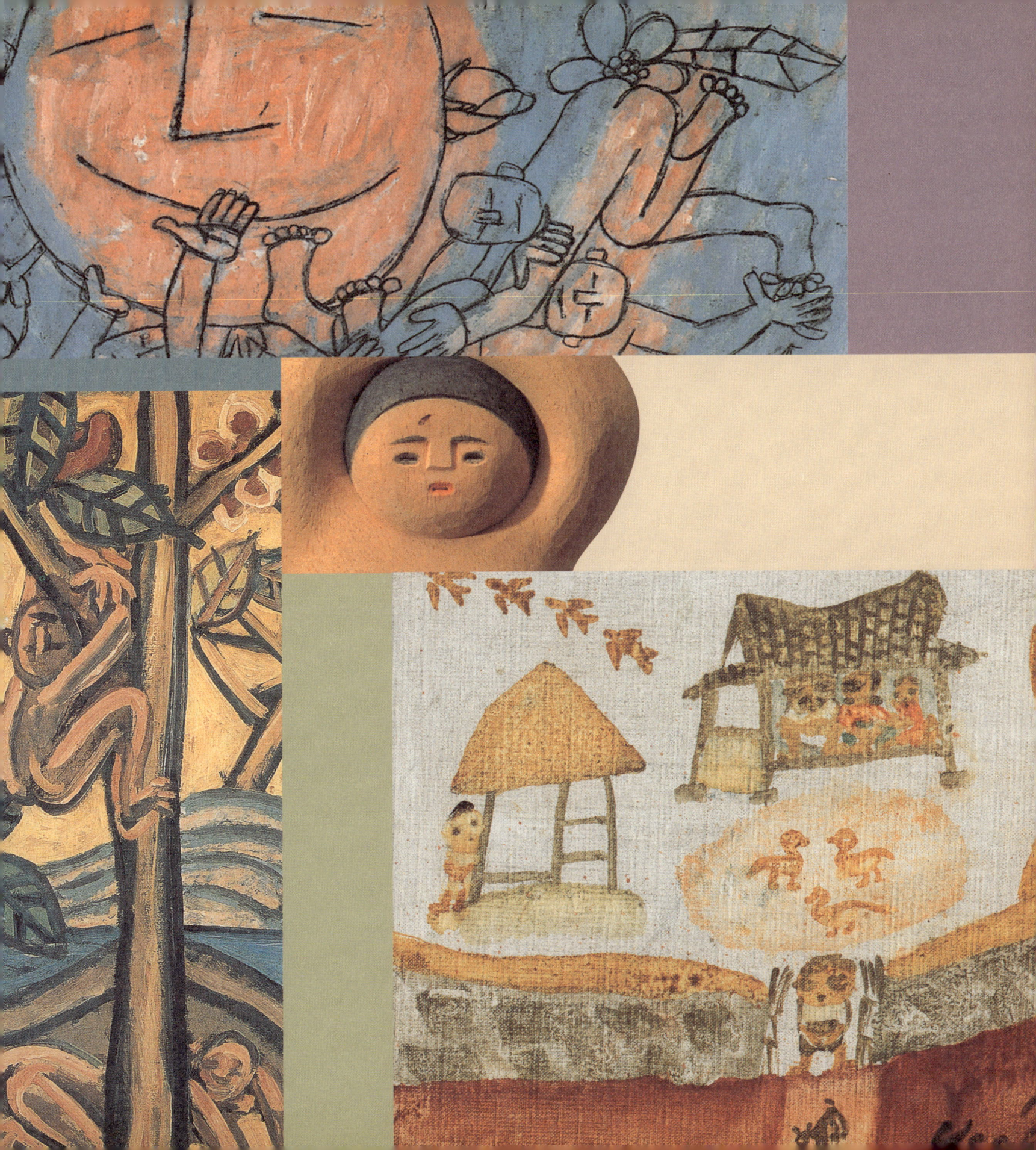

별아,

엄마는 요즘 정말 기뻐.

네가 엄마 뱃속 어딘가에서 자라고 있다고 생각하며 막연했거든.

그런데 이제 네가 제법 자라서 움직이기 시작하고,

그게 엄마에게 느껴지니 얼마나 신기한지 모르겠어.

배도 불러와서 누가 봐도 내가 아기의 엄마인 걸 금방 알아차리게 되고.

별아, 엄마 말소리 들리니?

모두 보는 반짝 눈, 냄새맡는 오똑 코, 냠냠 먹는 예쁜 입,

소리 듣는 둥근 귀, 통통한 팔, 힘센 다리, 모두 모두 잘 있지?

앗! 방금 또 우리 별이가 움직였네.

우리 별이는 참 활발하고 활동적인 것 같아.

네가 세상에 나오면 깡충깡충 잘도 뛰어놀겠지?

그래, 이제부터 엄마가 우리 별이의 운동화 이야기를 들려줄게.

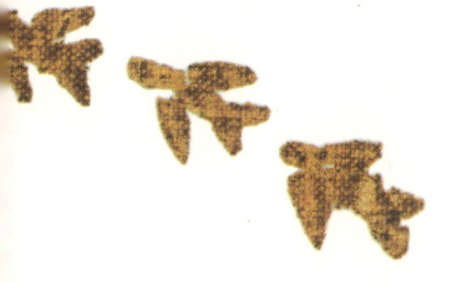

내 이름은 오른쪽이야. 별이의 오른쪽 운동화지.
타박타박 걷기도 하고, 다다다다 달리기도 해.
또, 눈에 띄는 것은 뭐든 뻥 하고 차는 버릇이 있단다.
별이가 나를 신고 처음 밖에 나갔을 때였어.

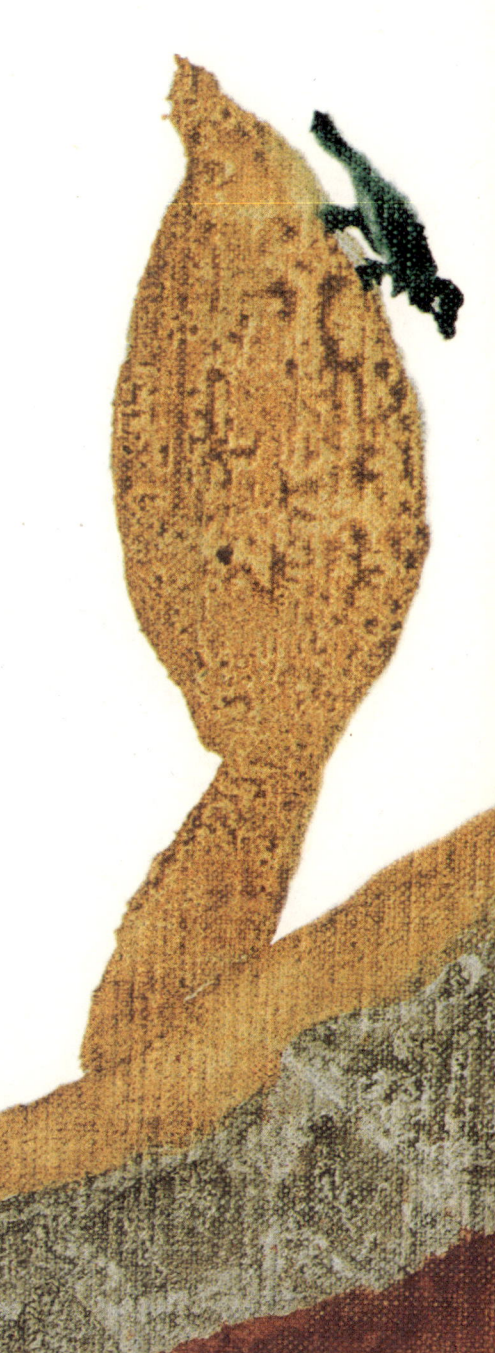

길에 버려진 음료수 캔을 무심코 툭 찼어.
그러자 왈그랑달그랑 요란한 소리가 나지 뭐야.
어찌나 우습고 재미있던지.
그때부터 이것저것 툭툭 차보는 취미가 생겼단다.
걷어차는 것마다 모두 다른 소리를 내는 게 신기했거든.
내 취미를 이해하고 아주 좋아하는 친구도 있어.
별이의 유치원 신발장에서 내 옆자리에 앉는 빨간 구두야.
그 애는 늘 내게 묻곤 해.
"빈 요구르트병 차보았니? 무슨 소리를 내니?"
"또르르르!"
"헌 신문지는?"
"치이익!"
"대문은?"
"텅!"
난 그 애가 묻는 것은 뭐든지 대답할 수 있어. 그리고 그 애가 묻지 않은
것도 많이 알지. 놀이터 모래를 발로 차면 먼지 구름이 부옇게 인다.
비가 그친 뒤에 어린 나무를 걷어차면 촤악 소리와 함께 물벼락을 맞지.

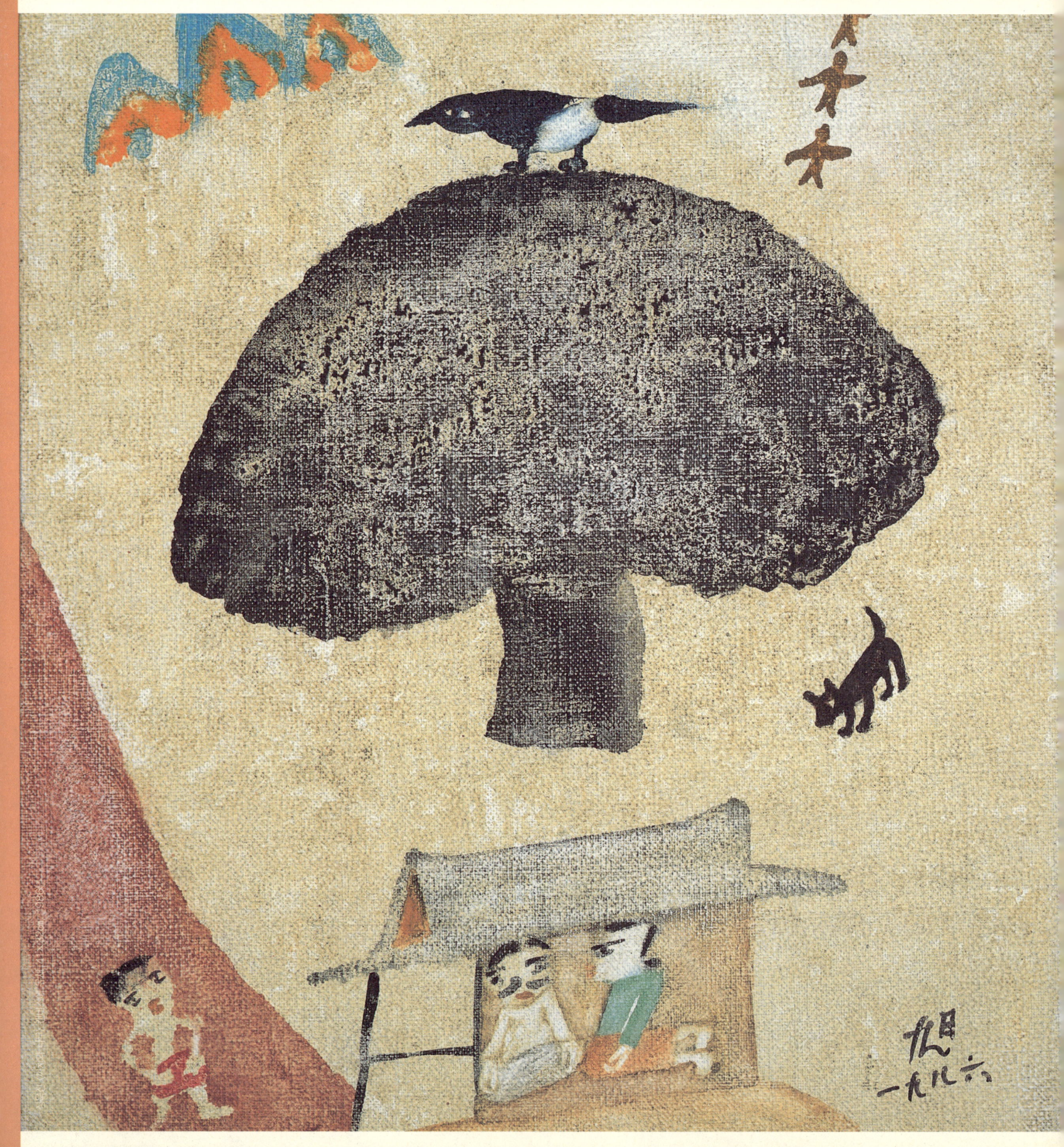

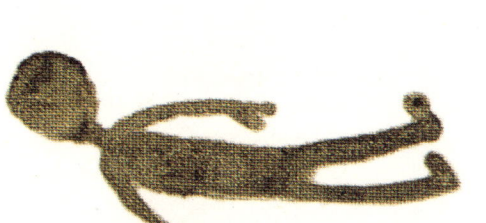

"신발은? 신발도 차보았니?"

빨간 구두는 요건 못해 보았겠지 하는 표정이었어.

"그럼. 소리는 별로야. 근데 공중으로 붕 떴다가 투둑 떨어진다."

"와! 넌 참 대단하구나!"

빨간 구두가 놀라는 표정을 지으면 나는 마음이 우쭐했지.

"너, 강아지는 차 보았겠지?"

빨간 구두의 말에 나는 말문이 딱 막혔어.

내가 왜 진작 그 생각을 못 했을까? 집에 돌아가는 대로,
별이네 '동네한바퀴'를 걷어차 봐야지.

'동네한바퀴'는 별이네 강아지 이름이야.

심심하면 동네를 한 바퀴 휘 돌아오기 때문에 붙은 이름이지.

강아지가 안 보이면 식구들은 웃으며 이렇게 말해.

"동네한바퀴가 또 동네를 한 바퀴 도는 모양이야."

집 대문을 들어서자 동네한바퀴가 꼬리를 흔들며 달려왔어.

나는 얼른 옆구리를 걷어챘단다.

동네한바퀴는 깨갱거리며 발딱 누웠어.

그날부터 나는 동네한바퀴를 보기만 하면 걷어챘어.

'깨갱' 하는 그 소리가 너무나 마음에 들었거든.

그 날은 별이 할아버지의 생신이었어. 손님들이 어찌나 많이 오셨는지,

별이는 현관 밖에 날 벗어놓고 집안으로 들어갔어.

현관 안에 가득찬 신발들을 징검돌처럼 밟으면서.

별이 할아버지 친구분들이 댁으로 돌아가실 때 일은 벌어졌지.

이 할아버지가 툭! 저 할아버지가 찍!

나는 발길에 휩쓸려 대문 밖까지 떠밀려갔어.

"나 좀 데리고 들어가세요."

큰 소리로 외쳤지만, 별이 엄마도 아빠도 알아듣지 못했어.

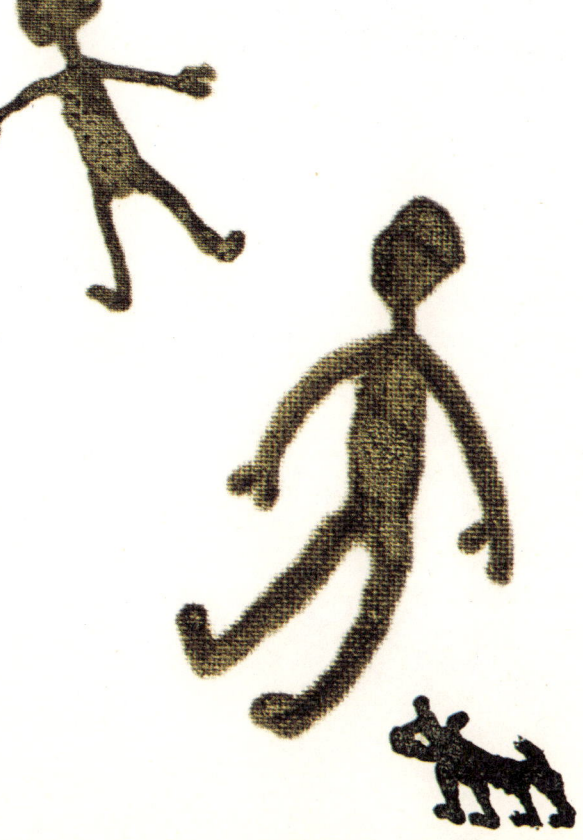

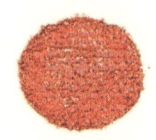

대문을 닫고 들어가버렸지 뭐야.
자박자박 운동화가 다가오더니 나를 뻥 찼어.
나는 공중에 붕 뜬 뒤 투둑 하고 길 저쪽으로 떨어졌지.
눈앞에 별이 반짝이고 온몸이 얼얼했어.
또각또각 소리가 가까워지더니 뾰족구두 뒷굽이 나를 콕 찔렀어.
아파서 앞이 캄캄해지고 식은땀이 났지.
부릉부릉 중국집 배달 오토바이가 다가오고 있어.
"으악, 살려줘!"
나는 눈을 질끈 감았어. 정신을 차려보니, 어느 낯선 담벼락 아래였어.
그동안 얼마나 차이고 밟혔는지 구질구질 꼬질꼬질.
"이제 청소부 아저씨의 쓰레기 손수레에 휙 던져지겠지?
별이와 함께 유치원에 가서 빨간구두를 만날 수도 없겠구나." 나는 눈물이 났어.

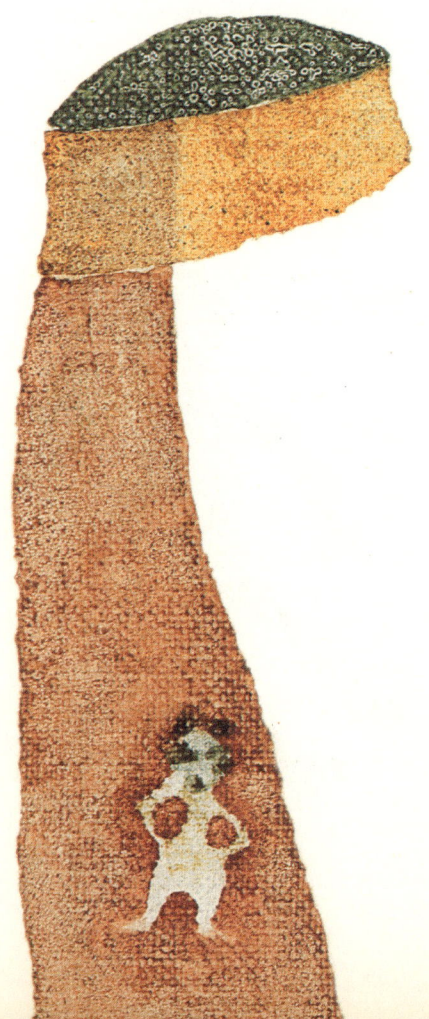

캄캄한 밤이 지나고, 날이 밝았어.
저만치서 동네한바퀴가 다가오는 것이 보였어.
여기 기웃 저기 기웃, 오줌도 찔끔 누면서.
동네한바퀴가 나를 알아보면 어쩌지?
이를 드러내며 으르렁거리겠지?
뼈다귀도 물어뜯는 뾰족한 이빨로 와앙 물어뜯을 거야.
마침내 동네한바퀴가 내게 코를 들이대고 냄새를 맡았어.
"제발 물어뜯지만 말아 줘."
그런데 이게 웬일이야? 꼬리를 살래살래 흔들며 반갑다잖아.
컹 하고 하늘을 향해 짖더니,
날 덥석 물고 강중강중 달려가는 거야. 집으로, 집으로!
"동네한바퀴야, 고맙다. 다시는 너를, 아니 누구도 걷어차지 않을 거야."

오른쪽이와 동네한바퀴 / 백미숙

우리가 함께 살아갈 세상

셋째마당 3

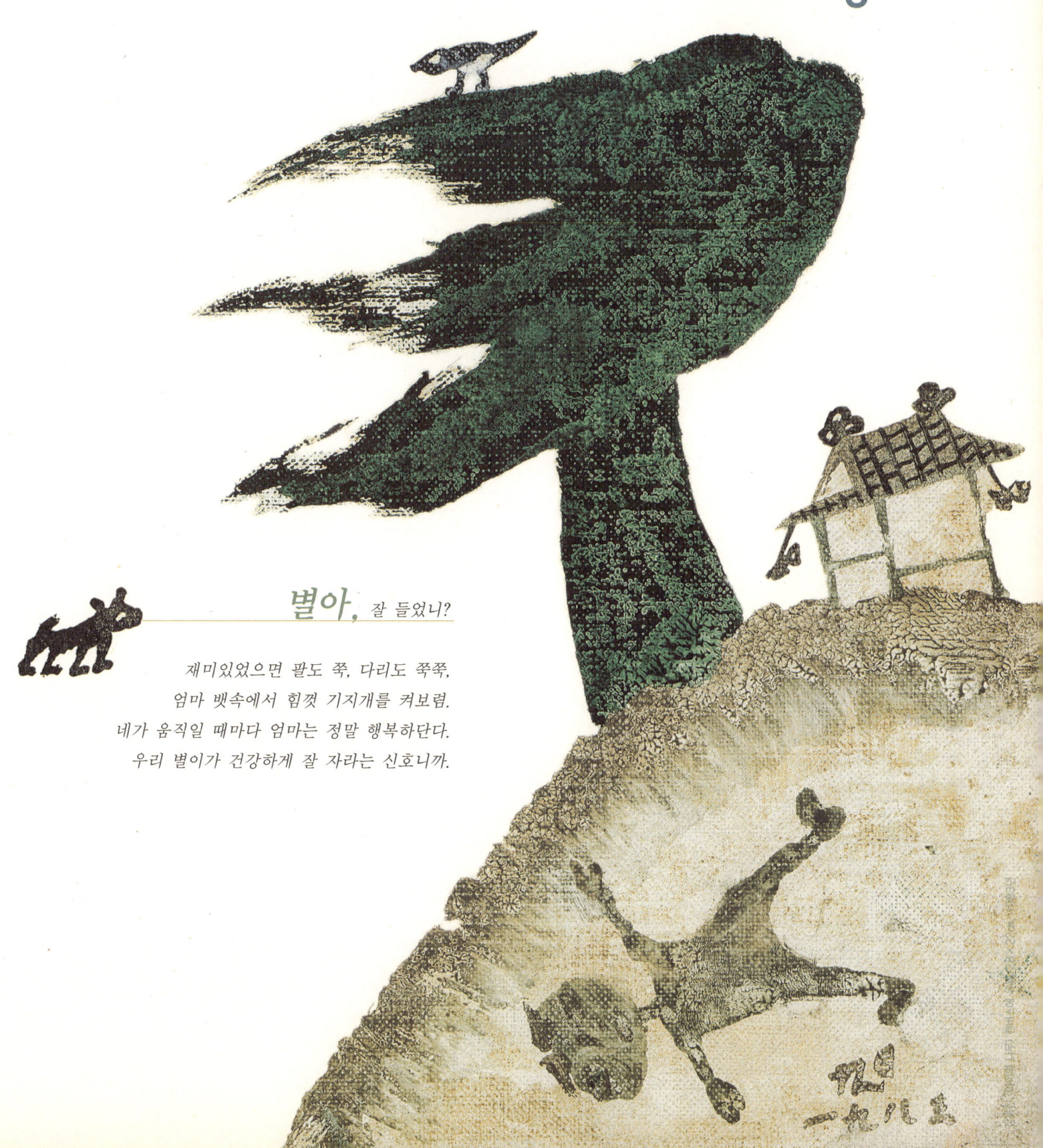

별아, 잘 들었니?

재미있었으면 팔도 쭉, 다리도 쭉쭉,
엄마 뱃속에서 힘껏 기지개를 켜보렴.
네가 움직일 때마다 엄마는 정말 행복하단다.
우리 별이가 건강하게 잘 자라는 신호니까.

별아,

우리 노래부르자.

해야 해야 잠꾸러기 해야

이제 그만 나오렴

김칫국에 밥 말아먹고

이제 그만 나오렴

우리 별이 추운 가슴

따뜻하게 품어 주렴

냇둑 그늘진 곳

앉은뱅이 꽃들도

아침 내내

너를 기다리느라

하늘만 본단다

우리 별이가 자라서 동무가 생기면 함께 부르며 놀면 참 좋겠지.

엄마가 이 노래와 어울리는 이야기를 들려줄게.

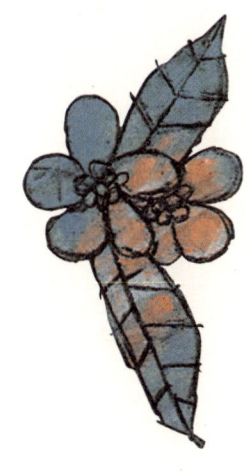

"별아 놀자."

친구들이 문 밖에서 부릅니다.

"잠깐 기다려."

별이는 마루 문을 열고 소리치고는 엄마방 문을 살짝 열어봅니다.

"감기가 아직 안 나았으니 집에서 놀아."

엄마는 분명 이렇게 말씀하실 것입니다. 그런데 엄마가 마침 낮잠에 들었습니다.

별이는 발꿈치를 들고 살금살금 방안으로 들어갑니다.

까치발을 하고 서서 벽에 걸린 연을 살짝 벗겨냅니다.

별이는 다시 소리가 날세라 살금살금 문을 빠져나갑니다.

"물장난하다가 옷 적시지 말고, 덥다고 모자 벗지 말고, 해지기 전에 돌아올 것."

엄마 목소리에 별이는 소스라치게 놀랍니다. 그러나 곧 배시시 웃으며 큰 소리로 경례를 붙입니다.

"충성! 다녀오겠습니다."

별이는 모자를 눌러쓰고 목에는 목도리를 단단히 두르고 집을 나섭니다.

달이랑, 우람이랑, 솔이랑, 봄이가 반가이 맞습니다.

다섯 개구쟁이는 들판으로 달려갑니다.

들판 한가운데서 얼레의 실을 푸니 연이 두둥실 떠오릅니다.

바람에 우쭐우쭐 춤추며 푸른 하늘 높이 날아오릅니다.

별이는 신이 나서 자꾸만 얼레를 돌려 실을 풉니다.

연은 팔랑팔랑 꼬리를 떨며 흔들립니다.

얼레에 매어있던 실끝이 풀려 연이 날아갑니다.

"어, 내 연!"

별이는 소리치며 연이 떨어지는 쪽으로 뜁니다.

도랑에 발이 빠지는 것도 모릅니다.

바람을 따라 날아가던 연이 포물선을 그리며 떨어집니다.

별이는 버들개지가 피어있는 냇가에 이르러 연을 찾았습니다.

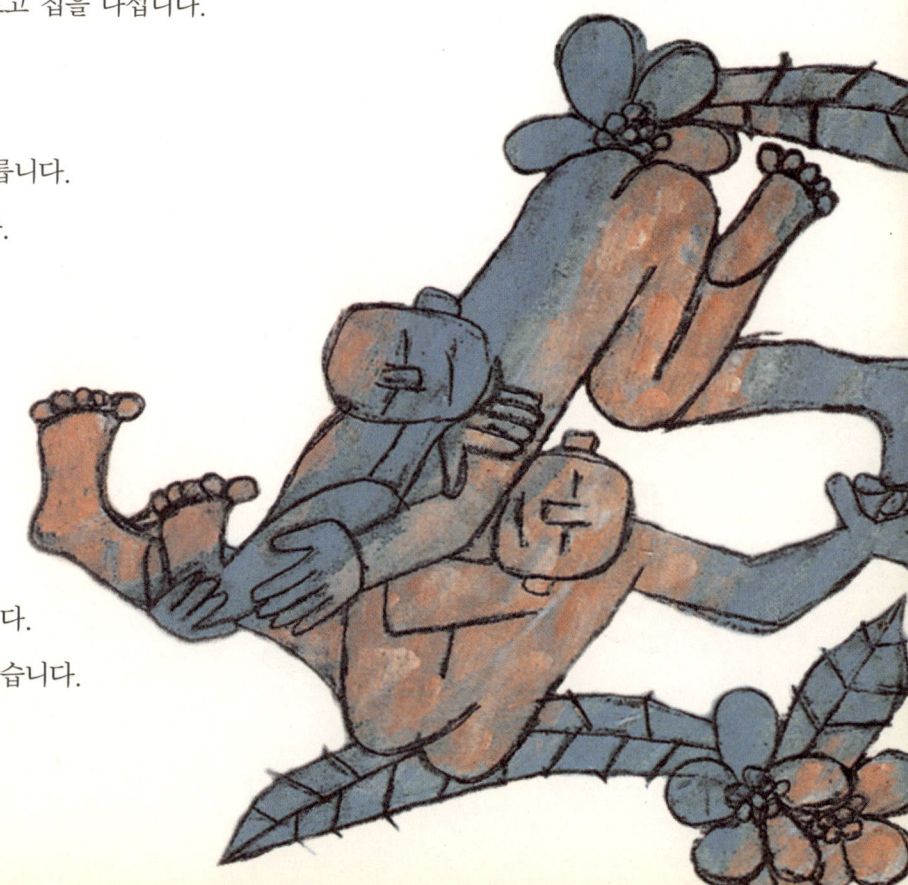

조금만 더 날아갔으면 냇물에 젖을 뻔했습니다.
친구들이 쫓아왔습니다.
"어, 너 옷 젖었다."
솔이가 별이의 바짓가랑이를 가리킵니다.
"너네 엄마한테 혼나겠다."
별이는 혼나는 것보다 다음에 못 놀러 나오게 될 일이 더 걱정입니다.
"불을 피워서 말리자."
우람이가 주머니에서 성냥을 다시 꺼냅니다.
"안 돼. 바람 부는 날 불 피우면 산불이 난대. 어른들한테 혼나고 싶어?"
달이의 말에 우람이는 성냥을 다시 주머니에 넣습니다.
"햇볕에 말려야겠다." 봄이가 별이의 젖은 바짓가랑이를 잘 펴줍니다.
아이들은 하늘을 쳐다봅니다. 좀전까지도 환하던 해님이 구름 뒤에 숨었습니다. 아이들은 누가 먼저랄 것 없이 막대기 하나씩을 주워다가 땅에 두드리며 노래를 부릅니다.

해야 해야 잠꾸러기 해야
이제 그만 나오렴
김칫국에 밥 말아먹고
이제 그만 나오렴
우리 별이 추운 가슴
따뜻하게 품어 주렴
냇둑 그늘진 곳
앉은뱅이 꽃들도
아침 내내 너를 기다리느라
하늘만 본단다

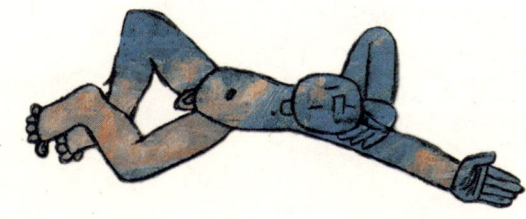

아이들의 노랫소리에 해님이 구름 사이에서 얼굴을 내밉니다.

우리가 함께 살아갈 세상 | 77

세 째 마 당 3

아이들은 이제 들판을 둥글게 둥글게 뛰며 노래를 부릅니다.
추워서 소름이 돋았던 별이의 얼굴에도 발그레한 꽃물이 돕니다.

별아,

개구쟁이들이 노래부르며 뛰어노는 모습이 눈앞에 환히 그려진다.
볕에 그을은 건강한 얼굴, 발그레한 볼, 힘찬 몸…….
우리 별이가 이렇게 행복한 어린시절을 보냈으면 정말 좋겠다. 그치?

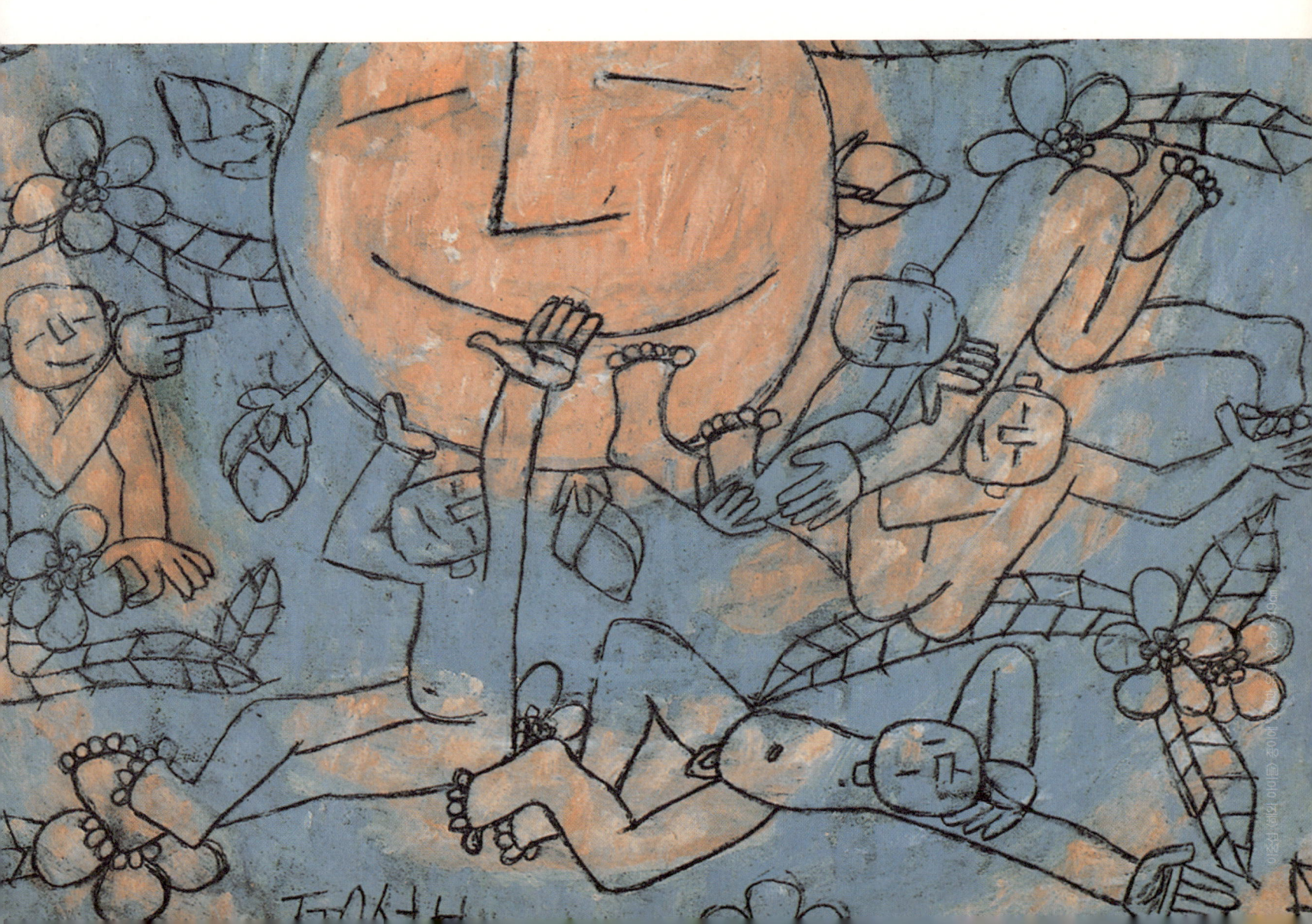

별아,

우리 동네 뒷산 이야기 해줄게.

그 산에는 나무 사이로 길이 있어서 그 길을 따라 사람들이 산에 오른단다.

산 속에는 다람쥐가 뛰놀고, 산까치들이 요란한 소리로 까악거리지.

오월이면 아카시아가 하얗게 피어 온동네에 향기를 날리고,

가을이면 나뭇잎이 아주 곱게 물들어. 산자락 안에는 약수가 솟는 샘도 있어.

운동을 할 수 있도록 철봉이며, 발판이 빙글빙글 돌아가는 운동기구 같은 것이 있어.

아침이면 사람들이 그곳에서 운동도 하고, 물을 떠가기도 한단다.

산에 가면 사람들이 쉴 새 없이 오르고 내리지만,

밖에서 보면 나무가 무성해서 사람들이 다니는 게 보이지 않아.

세째마당 3 우리가 함께 살아갈 세상

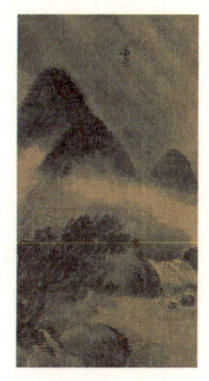

우리 동네 큰 산은
높고 높아서
여름에 비바람
먼저 맞고
겨울에 눈보라
먼저 맞지만,
저녁에 보름달
먼저 오르고
아침에 붉은 해
먼저 오른다.

큰산 / 이문구

별아,

지금은 엄마랑 아빠만 이 산에 가지만,
별이 네가 자라면 함께 가자.
꼭대기에 오르면 이 산이 다른 산줄기로 이어져 있는 게 보여.
하늘도 훨씬 가깝고.

별아,

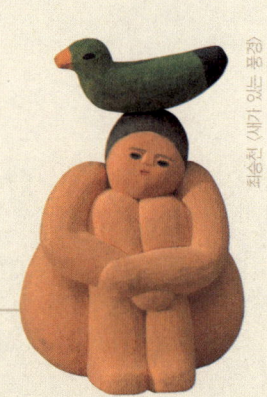
최승천 〈새가 있는 풍경〉

지금 엄마가 긴 동화 한 편을 읽으려고 해.
아주 긴 이야기라 별이에게 소리내어 읽어주기는 어렵거든.
그래도 엄마가 글을 읽으며 느끼는 감정이나 생각들은 우리 별이
도 느낄 수 있을 거라 믿어.
자, 우리 이제 이야기 속으로 들어가 볼까?

시장 들머리에 허름한 건물이 하나 있습니다.

세탁소, 중국 음식점, 옷공장, 인쇄소, 철물점, 약국, 봉제공장, 복덕방, 직업소개소 등이 빽빽이 들어찬 9층짜리 건물입니다.

세련되지 못한 글씨의 간판들이 층층이 또는 창문마다 더덕더덕 붙어 있었습니다. 아래서 그 꼴을 쳐다보면, 끼리끼리 잘 어울렸다는 생각이 들었습니다.

"자장면 먹다가 흘려 옷에 얼룩지면 세탁소에 맡기고……."

"공장에서 일하다가 몸살날 땐, 약국이 가까워 약 지어먹기 좋겠어."

"게으름피우다 일자리 잃은 사람은 직업소개소에 가면 되겠다."

여러 모로 그럴 듯하게 보였습니다.

그런데 이런 이웃들과 동떨어져 도무지 어색하기 짝이 없는 게 하나 있었습니다. 이 건물 맨 꼭대기의 모퉁이 방에 꾸며진 조각가의 작업실이었습니다.

밖에서 볼 수 있는 간판도 없습니다. 안으로 들어가서 보면, 도화지를 절반으로 자른 쪽지에 쓴 〈나무〉라는 이름표가 철제 출입문에 붙어 있을 뿐입니다. 나무조각방의 주인은 이 이름표만큼이나 수수한 젊은이였습니다. 이름이 전혀 알려지지 않은 예술가였고, 여기서는 그가 누군지 아는 이도 없었습니다. 그는 하루 종일 조각방에 틀어박혀 나무를 깎기만 했습니다. 언제 보아도 면장갑을 낀 손에는 조각칼이 들려 있었습니다.

이 조각방을 가장 많이 들르는 이는 중국음식점에서 배달을 하는 아이였습니다. 조각가는 걸핏하면 가장 값싼 우동을 시켰는데, 으레 배달은 그 아이의 몫이었으니까요.

처음에는 그 일이 무척 짜증났습니다. 2층에 있는 중국음식점에서 계단으로 맨 위층까지 올라가려면 땀깨나 흘렸던 것입니다. 우동의 국물을 흘리지 않는 일도 쉽지 않았습니다.

빈 그릇을 찾으러 다시 오르내리는 일도 귀찮았습니다.

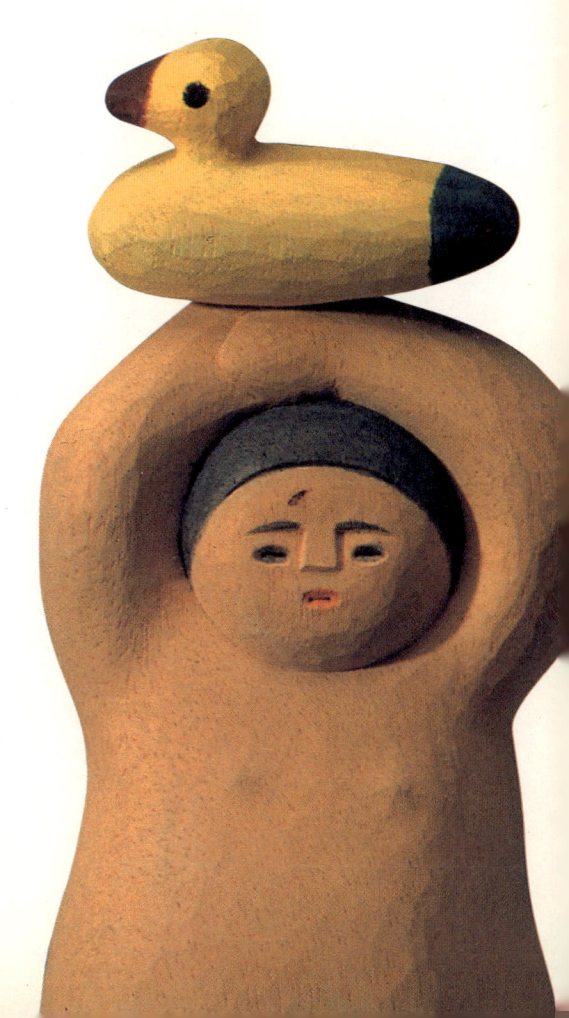

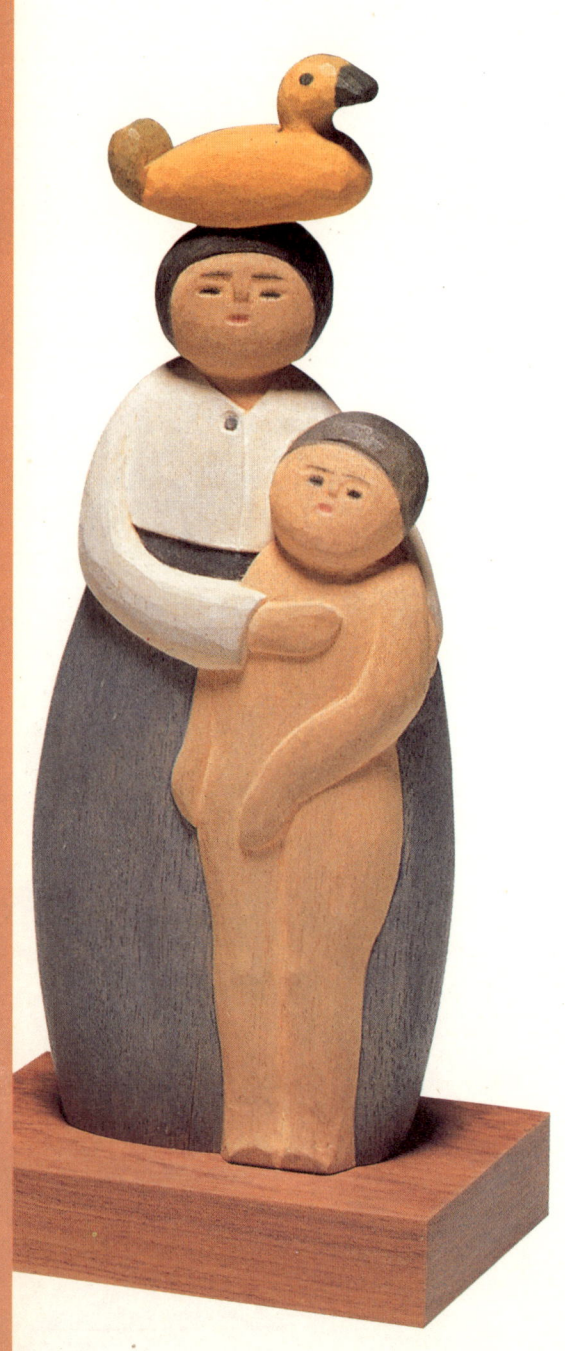

나중에는 주인도 배달하는 아이의 마음을 알아차린 모양이었습니다.
"기다렸다가 빈 그릇을 가지고 내려오너라."
"아, 그러면 한결 수월하죠."
그때부터 조각가에게 배달 가는 일이 싫지 않게 되었습니다.
조각가가 식사하는 동안에 조각품들을 감상하는 데 재미를 붙였습니다.
우는 아이, 웃는 아이, 잠자는 아이, 잠에서 금방 깬 아이, 젖 빠는 아이,
찡그린 아이…….
조각가는 아이들을 소재로 한 작품만 빚었습니다.

"아저씨, 이 아이들은 누구예요?"
"내 아이들이지. 내가 만들었으니까."
국수를 한 입 가득 문 채 고개를 들며 조각가는 눈으로 웃었습니다.
이런 일이 거듭되자, 둘 사이는 제법 가까워졌습니다.
중국음식점에서 배달하는 아이에게는 또래의 친구가 여럿 있었습니다.
철물상의 점원, 옷 공장의 재단사, 봉제공장의 재봉사,
지업사의 도배공 등인데, 모두 견습들이었습니다.
이들은 한결같이 불만이 많았습니다. 주인들이 솜씨를 알아주려 들지 않는 탓
이었지요.
요리를 하고 싶은데 주방에는 얼씬도 못하게 하고 배달만 보냈습니다.
재봉틀을 신나게 밟고 싶은데 청소만 떠맡겼습니다.
이렇듯 하고 싶은 일엔 손도 못 대게 하고 잔심부름만 시키니 속상했습니다.
그래서 짬이 생기면 나무조각방에 몰려와 투덜거리다가 갔습니다.
조각가는 이들이 무슨 소리를 해도 타박하지 않고 들어주었습니다.

중국음식점에서 배달하는 아이는
며칠 동안 조각가로부터 주문이 없으면 무척 궁금했습니다.

다른 사무실에 배달 간 길에 일부러 조각방을 들러보았습니다.
문이 채워져 있기가 십상이었습니다.
일주일쯤 날마다 들르다 보면, 다시 조각가가 아무 일 없었다는 듯이 나와 있었습니다.
"어딜 다녀오셨어요?" 반가움이 가득 묻은 목소리로 물었습니다. "잘 있었니? 아이들 좀 만나고 왔지. 부모가 버린 아이들이 모여 사는 곳도 있더라. 자기를 버린 부모를 그리워하는 그 애달픈 마음을 배우고 싶어서……."
어떨 적에는 산부인과 병원에서 갓 태어난 아이들을 만나고 왔다고 했습니다.
하여튼 그러고 나면 조각가는 다른 작품에 들어가는 것이었어요.
이따금은 여느 때보다 더 긴 여행을 다녀오기도 했습니다.
"오랜만이군요?"

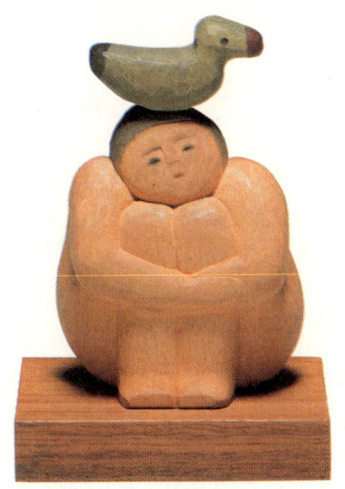

"그래. 저것 봐."
조각가는 아름드리 나무 등걸을 가리켰습니다.
"나무를 구하러 가셨더랬어요?"
"응. 좀 괜찮은 놈을 만났지. 나무가 마음에 들어야 작품도 살릴 수 있거든."
좋은 나무를 찾아오면, 조각가는 기분이 좋아 싱글거렸습니다.
그 즈음에, 중국음식점에서 배달하는 아이가 조각가를 만난 이래 가장 오랫동안 나무조각방의 문이 닫혀 있는 일이 생겼습니다.
처음 며칠은 또 아이들을 만나러 갔을 거라고 여겼습니다. 일주일이 넘었을 때도 나무를 찾아서 산골을 헤매고 있겠지 하며 예사로 넘겼습니다. 열흘이 지났습니다. 그러자 별의별 생각이 한꺼번에 머리에 떠올랐습니다.
뻔질나게 9층까지 오르내렸습니다.
보름째 되는 날은 그 발길을 뚝 끊어버렸습니다.
'이젠 떠났나 봐.' 생각이 여기에 미치자 아이는 슬펐습니다.
중국음식점의 배달을 그만 팽개치고 싶어졌습니다. 온종일 우울하게 보냈습니다.

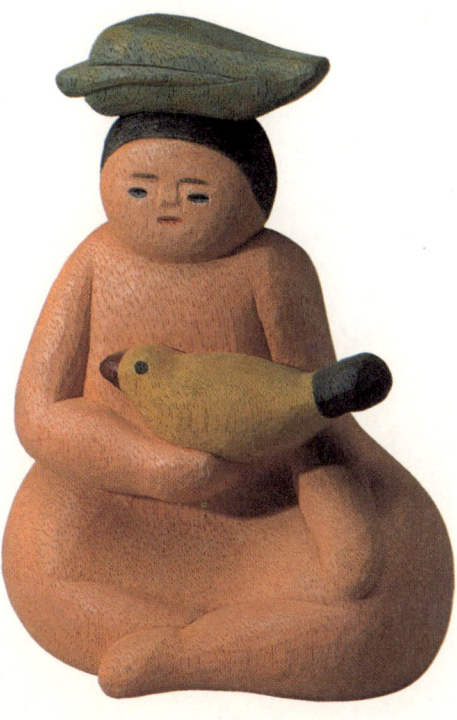

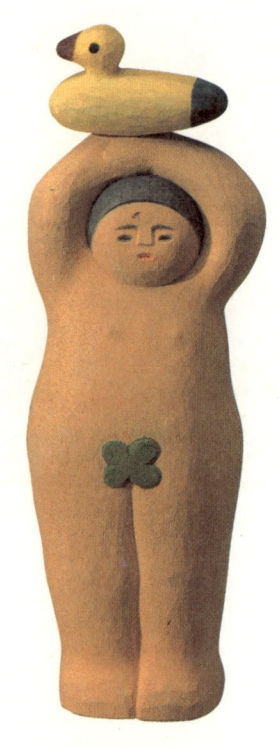

그날 오후, 전화가 왔습니다.
"야, 지금 배달 되냐?" 조각가였습니다.
"그럼요!" 배달하는 아이는 금세 생기가 펄펄 살았습니다.
얼마 뒤, 배달통을 들고 단숨에 계단을 뛰어올랐습니다. 휘파람까지 불고 있었습니다. 문앞에 서서 한 번 씩 웃었습니다. 그러고는 문을 활짝 열어젖혔습니다.
"아!"
우뚝 선 그 아이의 입에서 감탄의 소리가 흘러나왔습니다.
"저것 때문에 늦으셨군요?"
"그래. 데려오느라고 애먹었다." 조각가는 고개를 끄덕였습니다.
'데려온다' 는 그 말이 어찌나 자연스러웠던지, 조각가의 얼굴을 다시 쳐다보았습니다. 잎을 움 틔우지 못한 채로 십 년은 좋이 서 있었음직한 고목등걸이었습니다. 지금 상태로도 하나의 완성된 자연의 조각품처럼 보였습니다.
"멋진 녀석이지?" 조각가는 아주 흡족해하였습니다.

다음날, 그 나무를 보러 아이들이 몰려왔습니다.
중국음식점에서 배달하는 아이가 소문을 퍼뜨렸던 것이지요.
조각가는 아직도 그 나무를 바라보고 있었습니다.
재봉사가 그 나무를 보자 대뜸 소리쳤습니다.
"고향마을 어귀에 있던 나무다."
그러자 철물점 점원이 말했습니다.
"아냐, 우리 시골의 당산나무 하고 똑같다."
이들은 저마다 기억에 가장 남는 나무를 들먹였습니다.
"이 나무는 말이다, 귀신이 붙었다고 버린 것을 내가 주워 왔단다."
조각가의 말은 너무 엉뚱했습니다.
나무가 쿵 넘어지는 순간에 톱이 부러졌습니다.
또 그 길로 목수가 시름시름 앓게 되었습니다.

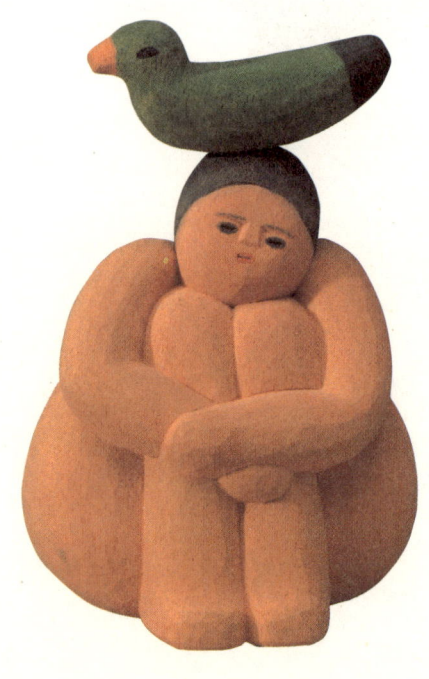

그런 일이 있자, 이 나무에 귀신이 붙었다는 소문이 퍼졌습니다. 아무도 거들떠보지 않고 버려져 오랜 세월 비에 젖었습니다.

"정말 귀신이 붙었으면 어쩌려고 그러세요?"

아이들은 나무에서 한 발짝씩 물러섰습니다. 목덜미에 소름이 돋은 아이도 있었습니다.

그 나무에 그윽한 눈길을 보내며 조각가는 빙긋 웃었습니다.

"나무의 마음을 모르는 사람들의 말이지. 나무들도 자라면서 꿈을 꾼단다. 나는 알 수 있었지. 이 나무가 사람이 되고 싶은 꿈을 가졌던 것을……. 나무로서는 좀 별난 꿈이지……. 그런데 가구로 만들려니 가만 있겠니?"

갑자기 조각가가 온몸을 잠자리 날개처럼 파르르 떨었습니다.

이런 말을 하다 보니 기막힌 영감이 떠오른 것이었어요.

"어떤 아이를 조각하실 거예요?"

중국음식점에서 배달하는 아이가 물었습니다.

"저 나무가 꿈꾸던 아일 만들 거야."

조각가는 나무의 꿈에 대하여 확신을 갖고 있다는 투로 대답했습니다.

"우리 가운데 누구 얼굴을 닮게 하나요?"

예쁜 인형을 만들고 싶어하는 재봉사는 늘 얼굴에 관심이 많았습니다.

"너희 모두를 닮게 하마." 조각가가 약속했습니다.

그리고는, 그 나무로 작품을 만들기 시작했습니다.

한 달쯤 지났습니다. 새 조각품의 모습이 어렴풋이 드러났습니다. 이젠 하루가 다르게 모습이 또렷해졌습니다. 엉거주춤하게 서 있는 두 살바기 아기였습니다. 중국음식점에서 배달하는 아이가 아까부터 그 조각을 보고 있습니다. 조각가가 식사를 벌써 마쳤지만, 빈 그릇을 챙겨 돌아갈 생각을 않습니다.

"이 아기의 이름이 뭐죠?"

"너무 길어서 말할 수 없어."

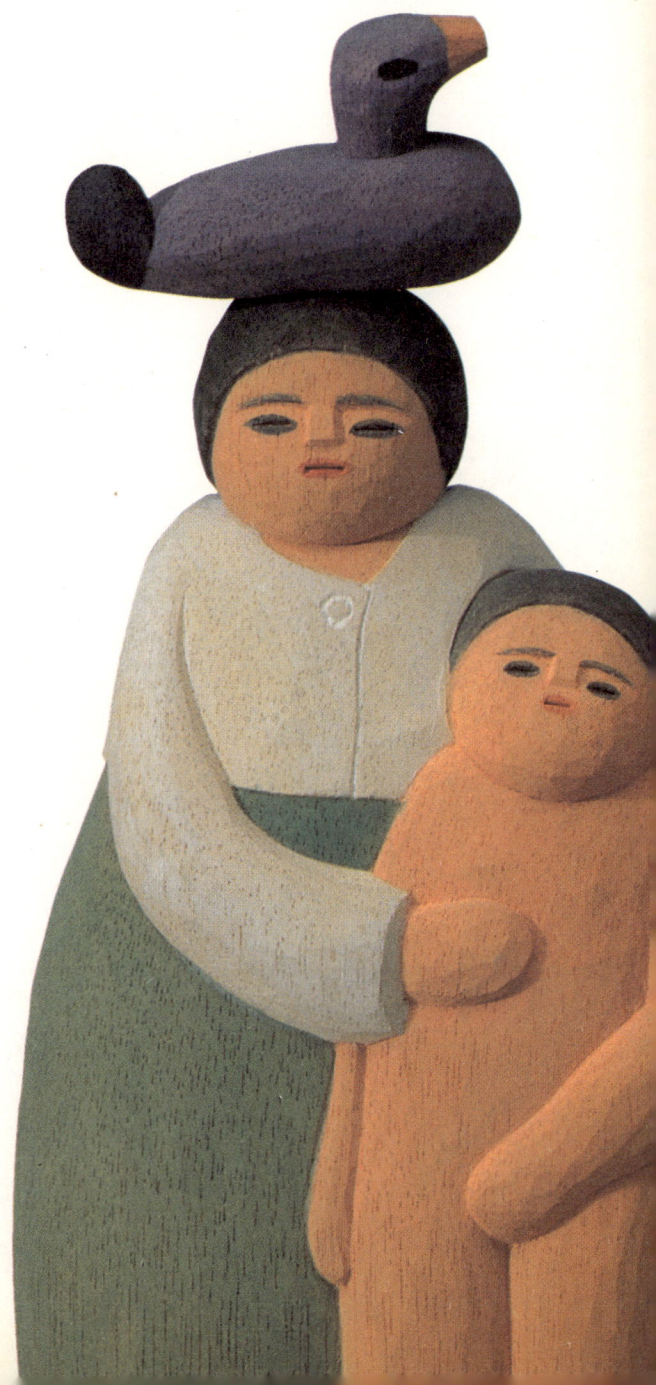

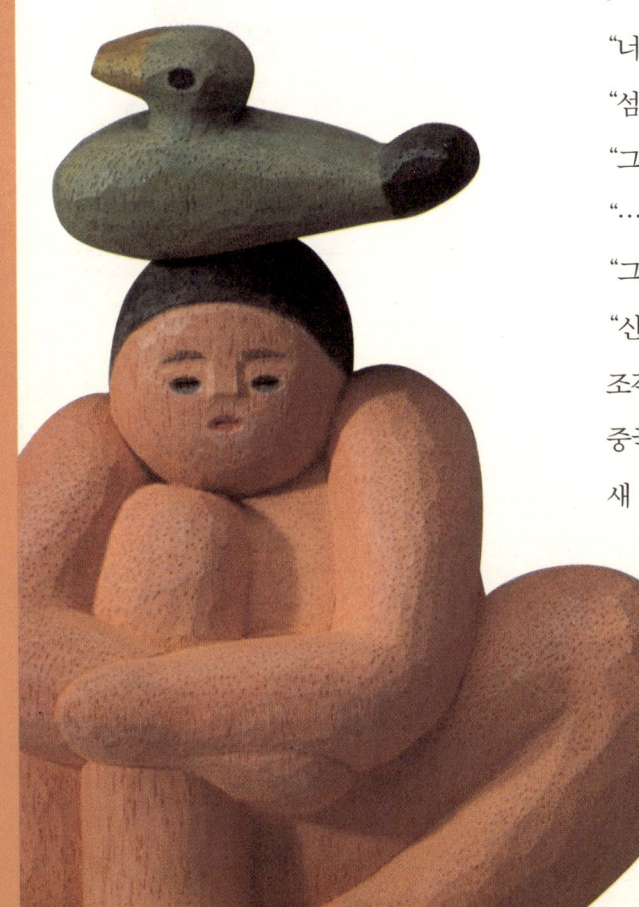

"얼마나 긴데요?"

"내가 아는 사람의 이름을 다 이었거든. 그러니까 이름을 부르려면 아주 큰 학교 전교생의 출석을 부르는 것과 맞먹지."

"야, 그런 이름도 있어요?"

"암, 있고 말고. 그 부르기 힘든 이름 대신에 작품의 이름을 따로 붙였다."

"뭐예요?"

"섬마섬마."

"섬마섬마? 무슨 뜻이죠?"

"엄마가 아기에게 따로서기를 가르칠 때 일으켜 잡았던 손을 떼려 하면서 하는 말이지. 따로 홀로 선다는 것은 매우 중요한 일이거든. 그 순간부터 자기의 길을 가게 되니까. 너와 네 친구들은 지금 섬마섬마를 위해 땀흘리고 있는 거야. 그래서 너희들이 한없이 귀해 보이고……."

그 아이 곁으로 다가온 조각가는 말을 이었습니다.

"너희들과 달리 따로서기 노력을 하지 않는 어른들이 너무 많아 걱정이란다."

"섬마섬마 해야 할 어른들이 있다고요?"

"그럼. 돈으로부터 따로서기, 권력으로부터, 명예로부터……."

"……."

"그리고 신으로부터 따로서기……."

"신으로부터 따로서기라고요?"

조각가의 말은 너무 어려웠습니다.

중국음식점에서 배달하는 아이는 고개를 끄덕이는 대신에 입맛을 다셨습니다.

새 조각의 아이는 두 다리를 엉거주춤하게 구부리고 있습니다. 앞으로 내민 두 손은 무엇을 잡으려는 것 같기도 하고, 놓으려는 몸짓 같기도 합니다. 그리고 기쁨과 두려움이 함께 섞인 듯한 얼굴 표정이 참 묘했습니다.

이제 마무리 손질만 남았던 어느 날 저녁 무렵이었습니다.

창에 비치던 저녁햇살이 사라졌습니다.

가로등 불빛이 푸뜩푸뜩 켜졌습니다. 도시는 낮과 밤의 가운데쯤에 서 있었습니다. 그 건물 안에서 일하던 사람들이 거의 퇴근하였습니다. 상점마다 가장 어린 점원만 남아 뒷정리를 하고 있었습니다.

이때가 견습들에게는 신나는 시간입니다. 배달하는 아이는 주방에 들어가 밀가루 반죽을 해보고, 재단사는 가위를 잡아보며, 재봉사는 재봉틀을 달달 밟아 보고, 도배공은 풀솔질을 해볼 수 있으니까요.

바로 그런 순간이었습니다.

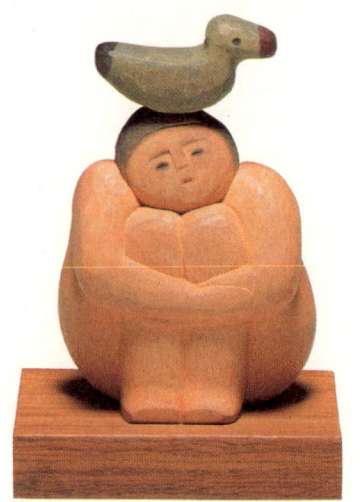

"불이야! 불이야!"

누군가가 고함을 질렀습니다.

세탁소에서 난 불이 걷잡을 수 없이 번졌습니다. 건물 속에 남아 있던 아이들은 위로 위로 피하다가 나무조각방 쪽으로 몰려가게 되었습니다.

작업에 열중하고 있던 조각가는 그 소리를 듣지 못했습니다.

문이 벌컥 열리며 다섯 아이들이 앞서거니 뒤서거니 뛰어들었습니다.

"아저씨, 큰일났어요!"

"아니, 무슨 일이야?"

조각가가 고개를 들었습니다. 불자동차의 사이렌 소리가 들렸습니다. 창밖엔 검은 연기가 치솟고 있었습니다. 그제야 불이 난 것을 안 조각가는 매캐한 연기를 마시고 기침을 하였습니다.

"너희들 왜 이리 왔니? 빨리 밖으로 피해라."

"아저씨요? 그리고 저……." 아이들의 눈길이 똑같이 조각품들로 옮겨갔습니다.

불길은 무서운 기세로 타올랐습니다.

"어서 피해라. 난 저 애들을 두고 갈 수 없잖니."

"저희들도……. 또 지금 이 방 밖으로 나갈 수도 없어요."

조각가는 한 아이 한 아이를 찬찬히 살폈습니다. 조각가의 입가에 엷은 미소가 피어올랐습니다.

"너희들 그게 뭐니?"
"뭐가요?"
다섯 아이들은 저마다 자신의 모습을 살폈습니다. 철물점 점원은 못과 망치를 들고 있었습니다. 중국음식점에서 배달하는 아이는 밀가루 반죽 덩이를 들고 있었습니다. 재단사는 가위, 재봉사는 실과 바늘, 그리고 도배공은 풀통과 풀솔을 손에 들고 있었습니다. 서로 꼬락서니가 우습다고 손가락질하며 낄낄거리던 아이들의 눈이 반짝였습니다.
"좋은 수가 있다."
철물점 점원이 문마다 쾅쾅 못질을 하였습니다. 공기창도 막았습니다. 못을 대고 망치로 치면 어디든지 쑥쑥 들어갔습니다. 요술 망치와 같았습니다. 이제 뱀 혓바닥처럼 날름거리는 불길이 들어오지 못했습니다. 중국음식점에서 배달하는 아이는 밀가루 반죽으로 연기가 들어오는 틈을 모조리 막았습니다. 신기하게도 그 반죽 덩이는 아무리 떼어 써도 줄어들지 않았습니다. 이번에는 예비 재단사가 나섰습니다. 커튼을 뜯어내 재단을 하였습니다. 가위로 싹둑싹둑 자르는데, 자로 잰 듯 정확했습니다.

그러자 재봉사가 그것을 기웠습니다. 실과 바늘로 하는 손바느질인데도 달달 재봉틀이 돌아가듯 빠르고 발랐습니다. 도배공이 솔에 풀을 듬뿍 찍어 그 위에 발랐습니다. 풀통의 풀은 쓸수록 절로 자꾸 생겨났습니다. 천은 풀을 먹자 마치 두꺼운 비닐처럼 되었습니다.
멋진 돛단배가 만들어졌습니다.
아이들의 생각을 알아챈 조각가는 수도꼭지를 모조리 틀어 놓았습니다.
쏴쏴 물이 쏟아졌습니다. 정강이가 잠기도록 물이 채워졌습니다.
나무조각방은 조그만 연못으로 바뀌었습니다.
그 위에 돛단배가 둥둥 떠있었습니다.
"야, 놀랍다. 너희들 솜씨가 정말 대단하구나!"
"아저씨, 어서 저 아이들을 배에 태워요."

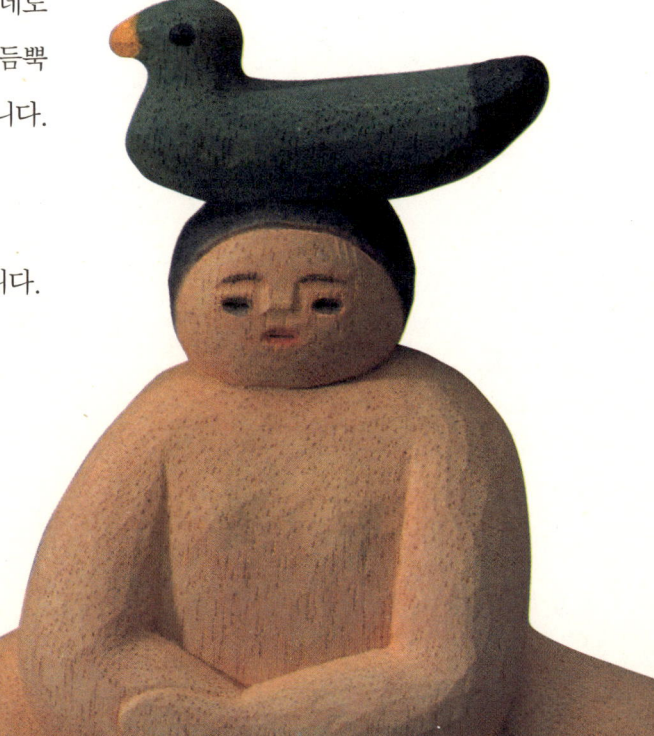

"오냐, 너희들도 거들어다오."

조각품들을 모두 돛단배에 옮겨 실었습니다. 그제야 안심이 되었습니다. 밖에서는 야단들이었지만, 나무조각방은 딴세상이었습니다. 그러나 시간이 흐를수록 물이 데워져 하얀 김이 모락모락 올라왔습니다.

불구경을 하던 사람들 중에서 한 여자가 꼭대기층 모퉁이를 가리키며 외쳤습니다.

"저기 사람이 있다!" "저런! 어린아이들이다."

구경꾼들이 웅성거렸습니다. 몇몇은 발을 동동 굴렀습니다. 소방수들이 열심히 불을 껐습니다. 불길이 대충 잡히자, 소방수 셋이 9층 모퉁이방으로 달려갔습니다. 문을 부수고 뛰어들었습니다. 따뜻한 물이 밖으로 흘러나왔습니다. 그곳은 목욕탕 안처럼 김이 자욱했습니다. 앞을 분간할 수 없어 잠시 머뭇거렸습니다.

조심스레 안으로 들어갔습니다.

조각가와 다섯 아이들은 작업대 위에 엎드려 있었습니다. 물에 뜬 채 흔들리는 돛단배에 타고 있는 조각 아이들이 태평스러웠습니다. 그 뜻밖의 광경에 소방수들은 이상한 감흥에 사로잡혔습니다.

"어서 구조해라. 돛단배에 탄 아이들까지도."

소방수들은 조각가와 아이들을 들쳐업었습니다. 막 일어서려는데 등뒤에서 무슨 소리가 들렸습니다.

"섬마섬마……."

한없이 다정한 그 목소리가 좁은 나무조각방 안에 맴돌았습니다.

섬마섬마 / 김병규

별아,

엄마가 동화 읽는 동안 별이는 무얼 하고 있었니?
엄마 목소리를 통해 듣지는 못했지만 마음으로 느꼈을 것 같아.
이 이야기에 나오는 섬마섬마처럼 나무로 깎은 아기에도 정성을 깃들이면 혼이 담기잖니.
그만큼 사람의 정신은 대단한 것이지.
그러니 우리 별이도 엄마의 마음에 번지는 감동의 무늬를 함께 느꼈겠지.

별아,

지금 옆에 누가 있게? 별이 아빠셔.
지금 아빠는 엄마 배 위에 손을 얹고 계신단다.
아빠의 부드러운 손길이 느껴지니?
별아, '아빠 반가워요' 하고 움직여 드리렴.
아빠가 네게 이야기를 들려주신대. 아빠가 사랑하는 자연에 대한 이야기지.
우리 같이 듣자.

우리가 함께 살아갈 세상

별아, 네가 보게 될 세상이 궁금하지 않니?
우리에겐 별이가 축복이지만, 별이에겐 세상의 존재가 축복처럼 느껴질 거야.
지금은 엄마 탯줄이 별이에게 생명을 주겠지만, 태어나서는 따사로운 햇살과 부드러운 바람이
별이에게 생명을 불어넣어 주겠지. 그 햇살과 바람이 궁금하지 않니?

봄바람이 불기 시작하면 그 바람결에 힘을 얻어 새싹들이 잠을 깨기 시작하지.
나무 새싹들이 송글송글 맺혀 나오는 모습을 별이 네가 꼭 봐야 돼.
왜냐하면 네 모습과 너무나도 비슷하거든.
그 솜털 같은 부드러움과 새순을 오므리고 있는 수줍음,
그리고 어느 것 하나 때묻지 않은 순수함이 별이 네 모습과 너무나도 똑같아.
그리고 새싹들이 기지개를 펴는 모습은 네가 활짝 웃는 것만 같아.

햇살과 바람이 이 새싹들을 어루만지기 시작하면 새싹들은 하루가 다르게 커 가.
그 많은 새싹들이 어떻게 숨어있을 수 있었는지 모를 정도야.
수많은 말발굽 소리가 천지를 진동하며 백만대군이 밀려들 듯이,
새싹들이 진군나팔에 수많은 함성을 지르며 고개를 들고 몸을 펴면서 달려오는 듯한 느낌이야.

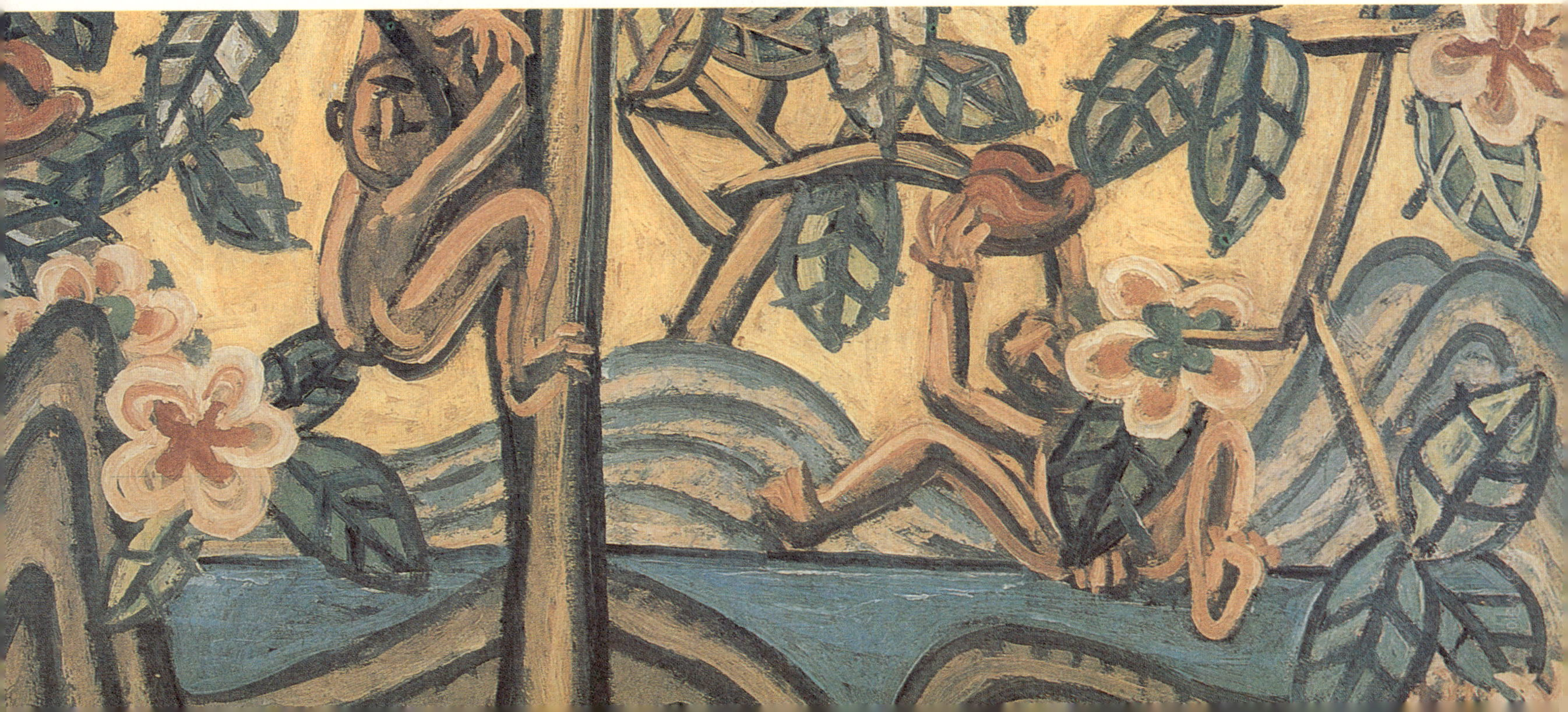

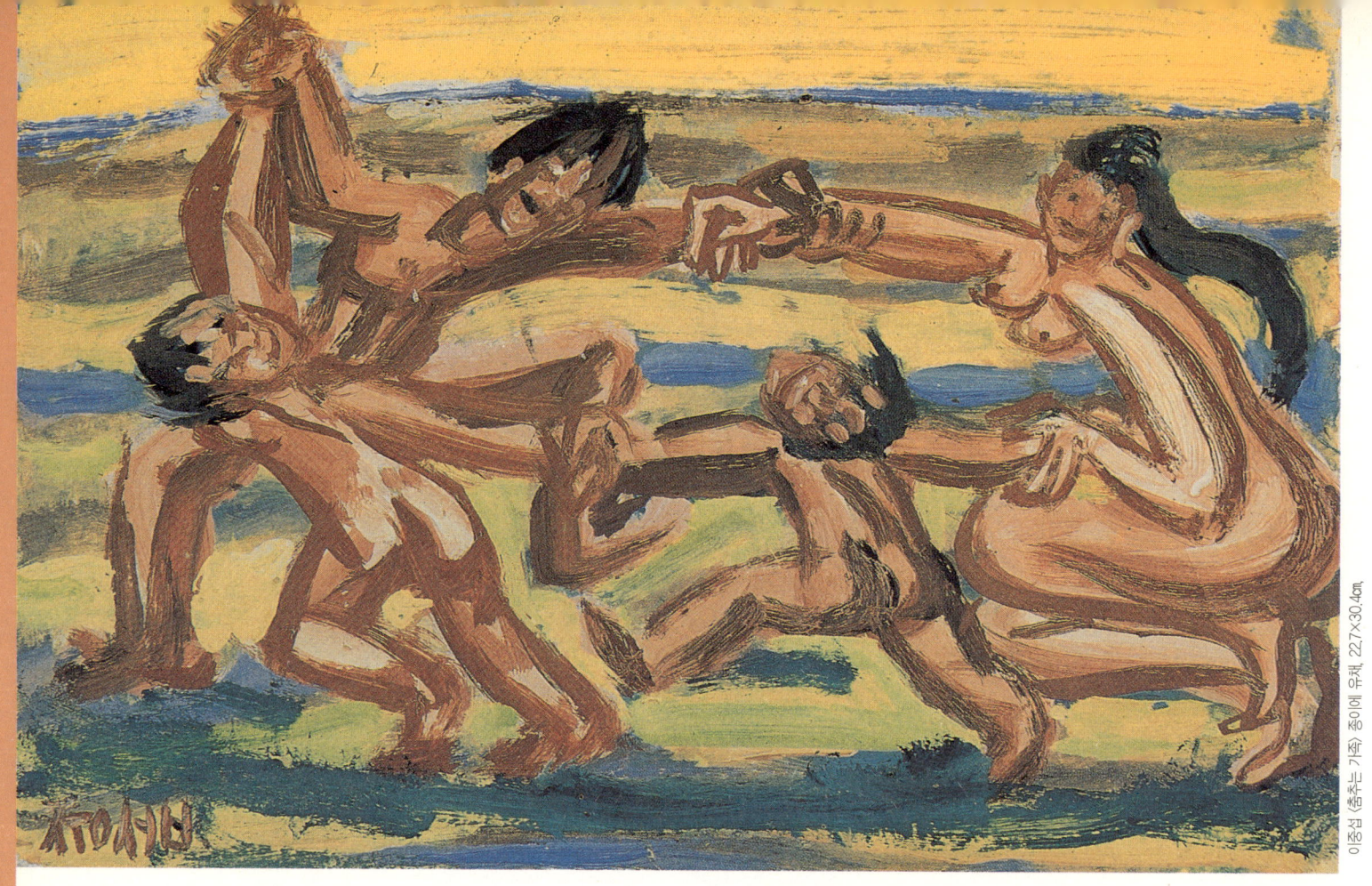

햇살이 연녹색 나뭇잎에 비치면 햇살이 부서져.

별이 너도 나중에 나무 아래 앉아 이 부서지는 햇살을 바라다 봐.

그러면 나뭇잎이 환한 색이 되어 이 햇살을 맞아주고 있다는 것을 볼 수 있을 거야.

그 품새가 서로 친구가 되고 싶다는 마음이라는 것을 느낄 수 있을 거야.

그리고 바람에도 귀를 기울여 봐. 바람이 말을 하냐고?

그래, 말을 해. 어른들은 들을 수 없지만 별이 네가 들으면 들을 수 있어.

나무 아래 앉아 있으면 바람이 나뭇잎과 놀고 싶어서 찾아와.

그리고는 사르락 사르락 거리며 나뭇잎에 얘기를 나눠.

그 부서지는 햇살과 나뭇잎의 얘기를 듣다보면 별이 네 가슴마저 고요해질 거야.

그런데 나뭇잎이 고요한 느낌만 주는 것은 아냐. 진초록의 나뭇잎은 심장을 뛰게 하기도 해.

어느날 폭우가 몰아칠 때 비를 피하려고 이 나뭇잎 아래 서 있던 적이 있었어.

나는 나뭇잎도 이런 폭우는 무서워할 줄 알았어.

그런데 그게 아니었어. 비를 피하려는 나를 비웃듯 나뭇잎은 친구가 오랜만에 멀리서 찾아온 양, 폭우에 화답하듯 아우성을 치면서 그 폭우를 흠씬 안는 거야. 그래, 별이 너도 그런 나뭇잎을 한번 보고 싶지? 그 생명력에 별이 네 심장도 두근두근 뛸 거야.

나뭇잎은 또 얼마나 화사한지 아니?
가을이 오면 나뭇잎은 그 동안의 온갖 애환을 인생의 무게로 은은하게 우려내어 드러내지. 노란 잎에 그 화사했던 추억을 담아내고, 빨간 잎에 젊은 날 끓었던 열정을 담아내고, 갈색 잎에 지나간 쓸쓸했던 기억까지 담아내지. 별이 너는 그 중에서 어느 색깔이 가장 예쁠 것 같니? 노란 색도 빨간 색도 예쁘지만 나는 노랑-빨강-갈색, 그리고 녹색이 같이 어우러진 것이 가장 예쁘단다.
세상이 화사함이나 열정만으로 이루어진 것이 아니듯이 이 모두가 어우러져 하나의 화음을 낼 때가 가장 예쁘게 느껴져. 별이 너도 이 어우러진 아름다움을 어서 보고 싶지 않니?

사실 이 단풍은 겨울로 가는 나무가 보내는 마지막 몸짓이나 마찬가지야.
나무는 나뭇잎을 모두 이렇게 시집 보내고 겨울로 간단다. 그러나 슬퍼할 필요는 없어. 왜냐고? 겨울에는 또 하얀 눈이 나무의 친구가 되어주기 때문이지. 눈이 소담스럽게 내려 쓸쓸한 나뭇가지에 내려앉을 때 나무는 나뭇잎이 있었던 자리의 허전함을 잊을 수 있지.
그러나 무엇보다도 나무가 그런 쓸쓸한 시간을 보낼 수 있는 진정한 힘은 다시 솟아날 준비를 하고 있는 새싹이 추운 겨울에도 자신의 몸 속에서 항상 부드럽게 속삭이고 있기 때문일 거야.

별아, 너는 그런 속삭임이 어떤 것인지 아니? 나는 알 것 같아. 우리의 희망선처럼 불러 오른 배에 대고 네 숨결을 들을 때, 그 때 바로 그 속삭임과 같은 환한 꿈을 느껴.
그래 별아, 넌 나의 희망이자 꿈이야.
그래 별아, 네 숨소리는 나에게 미래를 열어주는 속삭임이야.

희망의 세상을 안아보렴 / 서진석

별아, 아빠 목소리 들으니 반갑지?

이 세상에 가득한 햇살과 바람 속에서 나무가 자라듯이 별이 넌 지금 아빠 엄마의 꿈과 희망과 사랑 속에서 자라는 거야.

귀기울여봐, 엄마 목소리 들리지

아가, 너는 너를 사랑하는 사람들에게 둘러싸여 있는 행복한 아기란다.
엄마는 네가 받은 사랑을 나누어 더 큰 사랑을 만드는 행복한 사람이 되기를 소망한다.

4 아름다운 사람, 아름다운 만남

황새똥과 왕모래 ㅣ 이현주	우화
기찻길 옆 오막살이 ㅣ 강원희	이야기가 있는 동요
서영이와 난영이 ㅣ 피천득	엄마를 위한 이야기
당근 한 개 주세요 ㅣ 손연자	동화
나무노래	전래 동요
장욱진의 〈멍석〉	명화 태담

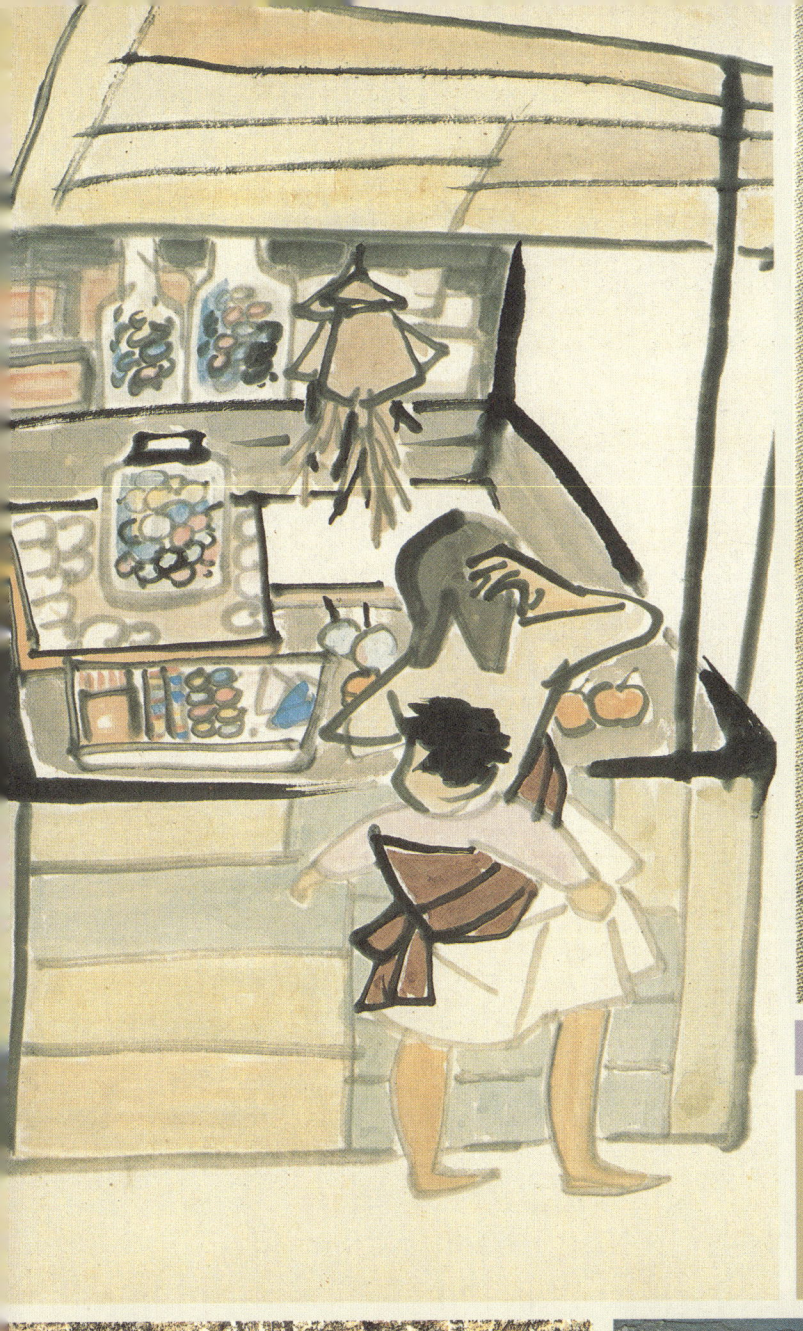
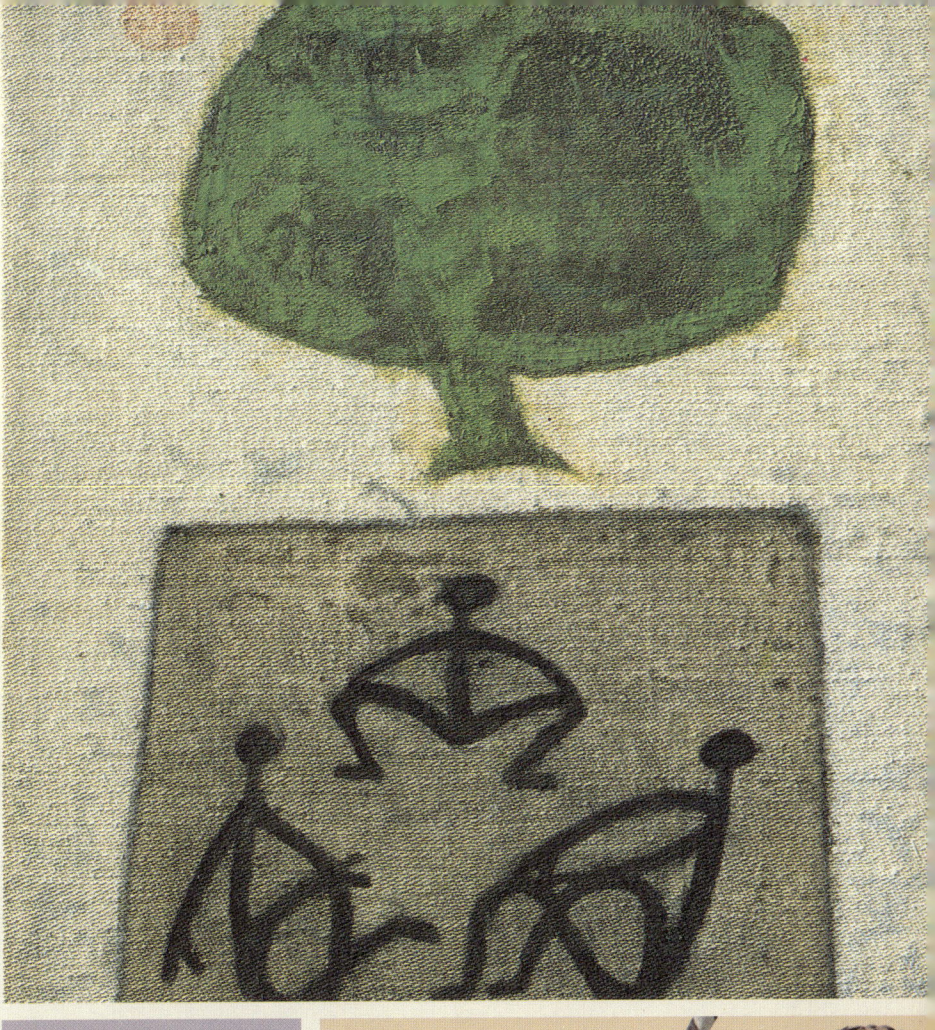
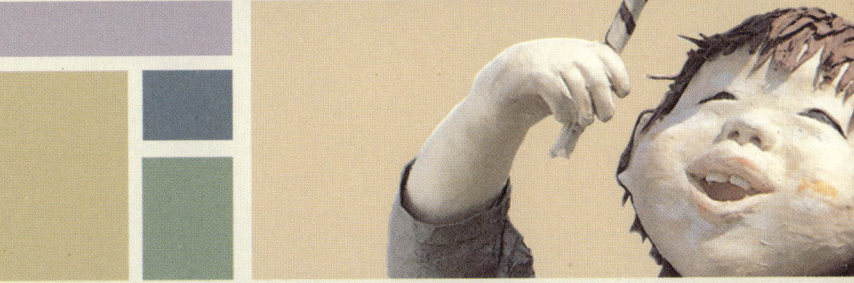

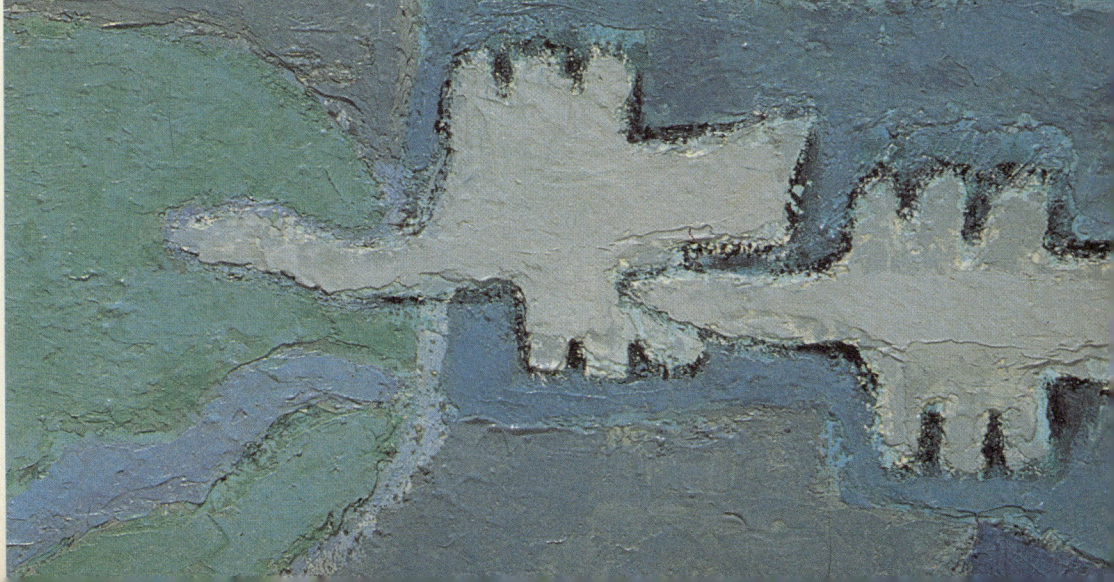

별아,

엄마가 엊그제 기차를 타고 여행을 다녀온 것 알지? 별이 너도 무척 기뻐했잖아.
그 때 기차 안에서 본 이야기야.
토요일이라 좌석이 없을 것 같아 엄마는 미리 좌석을 예매했거든.
그런데 어떤 할아버지와 할머니가 타시는 거야.
그분들은 빈 좌석이 없어서 입석표를 끊어 서서 가시는 분들이야.
시내버스나 전철 같으면 누군가가 자리를 양보했을 거야. 그런데 기차는 달랐어.
앉아서 가기 위해 미리 표를 사두었고, 또 멀리 여행하는 사람들이라 아무도 자리를
양보하지 않았어. 엄마 역시도 배가 많이 불러서 서 있는 게 부담스러웠거든.
그래서 자리 양보도 못하고, 마음 한구석이 불편한 채로 앉아 있었단다.
그렇게 얼마나 갔을까? 한 아가씨가 일어서면서 "아저씨, 여기 앉으세요." 하는 거
야. 그 할아버지가 앉으며 "고마워요." 하니까 아가씨가 이러는 거야.
"지팡이를 들고 계신 걸 봤으면 진작 일어섰을 텐데, 죄송해요."
엄마가 보니까 할아버지는 저쪽 손에 지팡이를 들고 계셨어.
그 아가씨를 보면서 엄마는 물론이고, 모두들 부끄러웠을 거야.
'주위 사람들까지 맑게 만드는 옹달샘 같은 사람이구나' 하고 엄마는 생각했어.
우리 별이에게 엄마가 옹달샘과 관련된 짧은 우화 하나 들려줄까.

아름다운 사람, 아름다운 만남

넷째 마당 4

새들은 있잖니? 날아가면서도 똥을 눈단다.
어느 날 황새 한 마리가 숲 속으로 날아가다가 똥을 누었지.
도토리알만한 황새똥은 아래로 아래로 떨어지다가
작은 옹달샘 한복판에 풍덩 빠졌어.
"이크, 이게 뭐야?"
옹달샘은 졸고 있다가 깜짝 놀랐지.
"꼬로록 꼬로록……"
황새똥이 옹달샘 바닥으로 가라앉으며 대답했어.
"나는 황새똥이다!"
"뭐라구? 똥이라구?"
옹달샘은 더욱 놀랐지.
"그래. 황새똥이야. 왜? 더럽니?"
"아냐. 그저 너무 뜻밖이라서 좀 놀랐을 뿐이야."
"나는 황새똥인데 너는 누구니?"
"나는 숲속의 옹달샘이다."

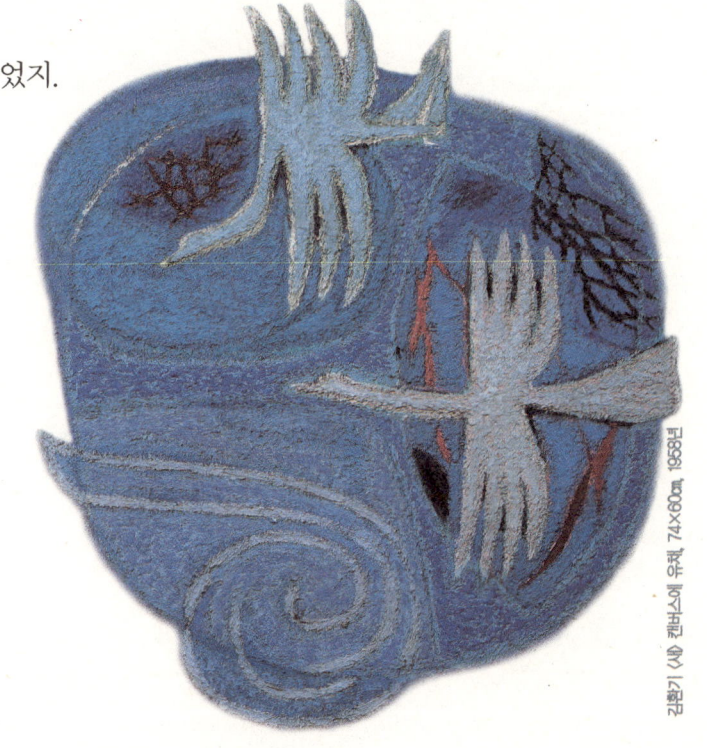

"넌 참 깨끗하구나?"
"언제나 맑은 물이 솟아나오거든!"
"너처럼 깨끗한 옹달샘에 떨어진 게 다행이다."
"그럼! 만일 저 바위에 떨어졌더라면
너는 박살이 났을 거야!"
"그래, 그랬을 거야."
옹달샘과 황새똥은 금방 친해졌어.

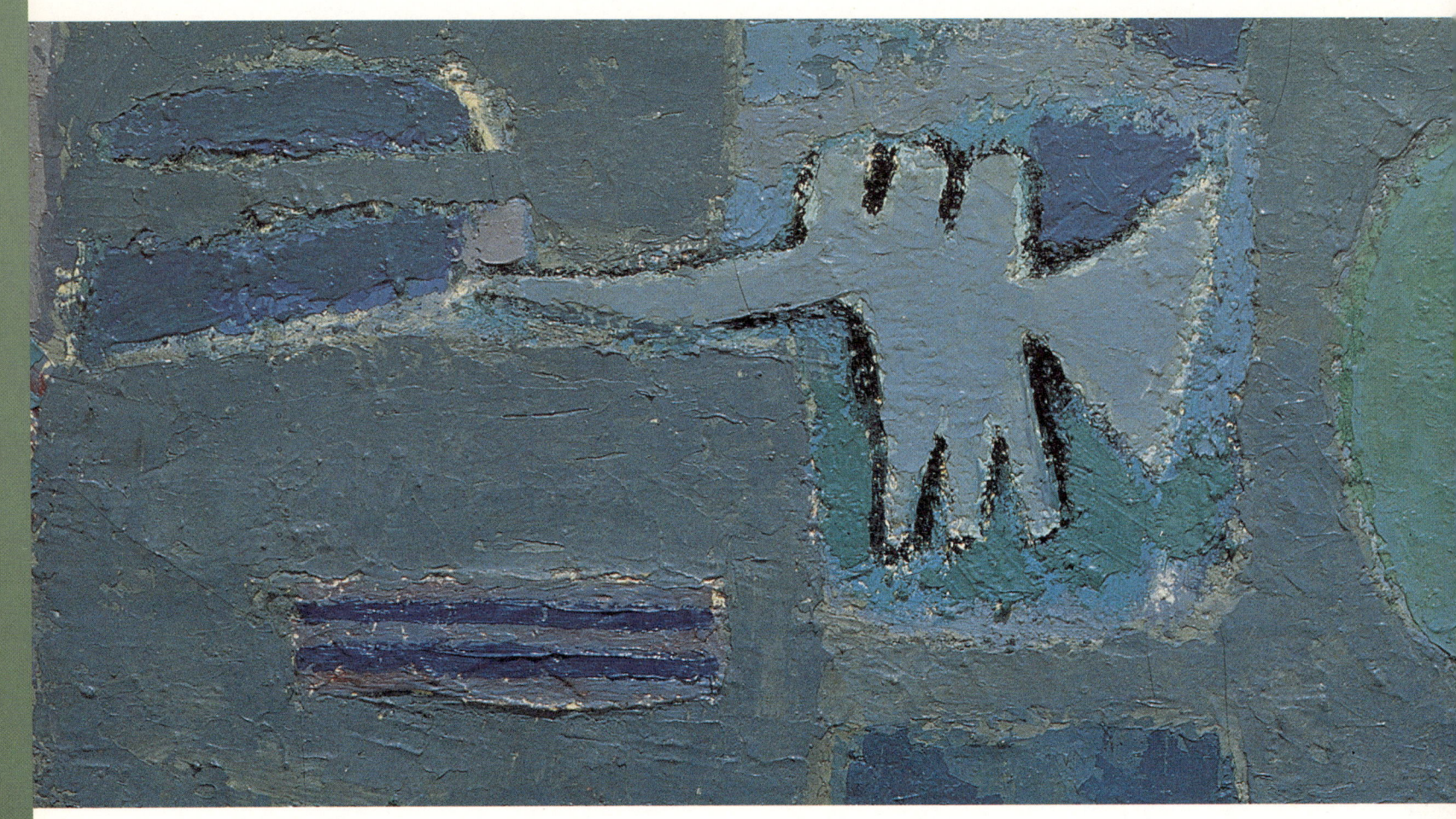

그런데 참 이상한 일이지? 둘이서 친해질수록 거무튀튀하던 황새똥이 하얗게 하얗게 변하는 거야. 황새똥 속에 섞여 있던 흰 왕모래들이 그 모습을 드러낸 거지.
"얘, 넌 똥이 아니라 깨끗한 왕모래구나?"
그 때부터 희고 고운 왕모래들이 값진 보석처럼 옹달샘 밑바닥에서 반짝거리기 시작했단다.
"똥 속에 묻혀 있던 내가 다시 살아난 건 모두 네 덕분이야. 고맙다."
"나도 너처럼 빛나는 보석을 품게 되어서 고마워."

황새똥과 왕모래 / 이현주

아름다운 사람, 아름다운 만남

넷째 마당 4

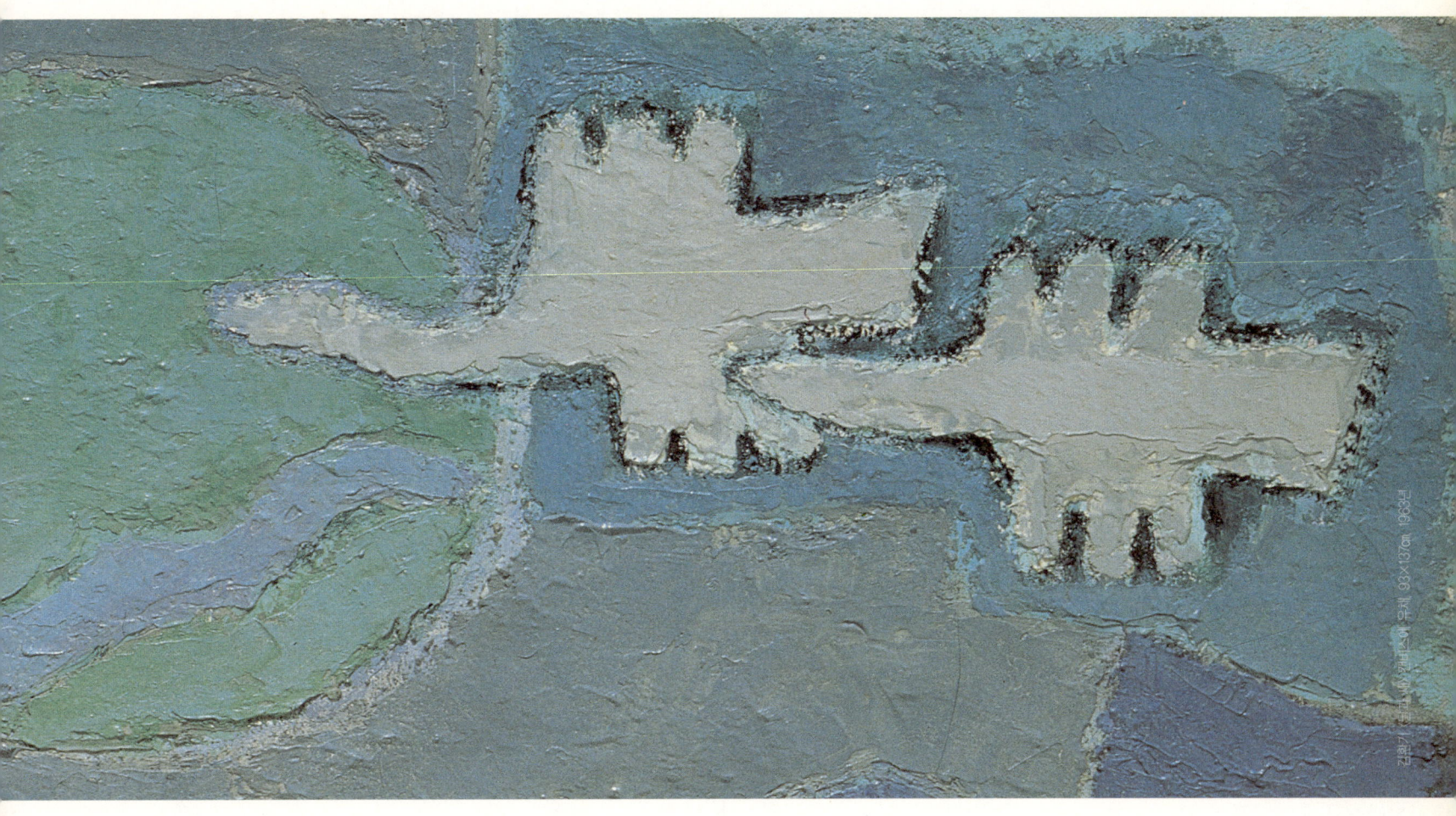

별아, 똥은 모두들 더럽다고 싫어하고 피한단다.
하지만 옹달샘은 그걸 품에 안아서, 그 안에 보석처럼 숨어있는 왕모래를 찾아냈구나.
우리 별이가 자라 옹달샘과 왕모래 같은 우정을 찾았으면 좋겠다.

별아,

엄마는 지금 기차를 탔어.
덜컹덜컹 가볍게 흔들리는 게 느껴지니?
기차는 길어서 많은 사람이 탈 수 있단다.
별로 흔들리지도 않아서 천천히 달리는 것 같지만 아주 빨라.
가까운 경치가 뒤로 빠르게 지나가거든.
기차를 타면 차창이 영화관 스크린 같아.
온갖 풍경이 담겼다가 사라진단다.
푸른 하늘도 보이고, 산도 보이고, 산에 핀 꽃도 보여.
논도, 밭도, 거기서 일하는 농부도 보이지.

별아, 엄마는 지금 창밖을 내다보고 있어.
엄마가 보는 걸 네게도 보여줄 수 있다면 참 좋겠다.
그래, 엄마가 노래랑 이야기랑 들려줄게.

아름다운 사람, 아름다운 만남

넷째 마당 4

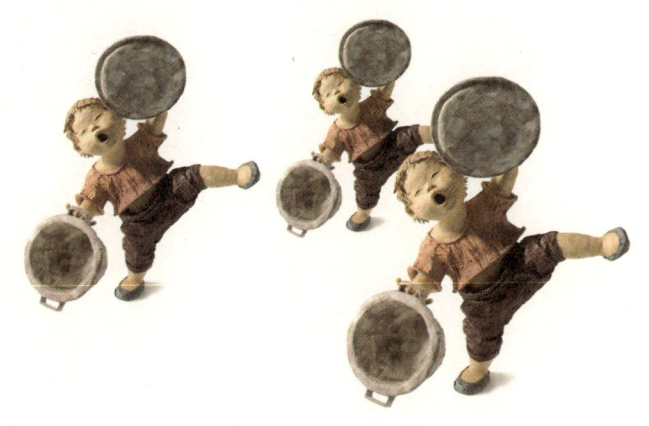

기찻길 옆 오막살이 아기 아기 잘도 잔다.
칙폭 칙칙폭폭 칙칙폭폭 칙칙폭폭
기차 소리 요란해도 아기 아기 잘도 잔다.

기찻길 옆 옥수수밭 옥수수는 잘도 큰다
칙폭 칙칙폭폭 칙칙폭폭 칙칙폭폭
기차 소리 요란해도 옥수수는 잘도 큰다.

칙칙폭폭 칙칙폭폭

기차가 배꽃 마을을 지나갑니다.
배꽃처럼 하얀 꽃구름을 쏟아놓고 떠나갑니다.
구름에서도 배꽃 향기가 배어납니다.
배꽃 마을에는 조그마한 간이역이 있습니다.
간이역으로 난 작은 오솔길이 끝나는 곳에 오막살이 집 한 채가 있습니다.
아기가 방에서 새근새근 잠이 들 때면 마루 밑에 똬리를 튼 삽살개도 졸았습니다.
도시로 간 아버지는 벌써 몇 해째 소식이 없었습니다.

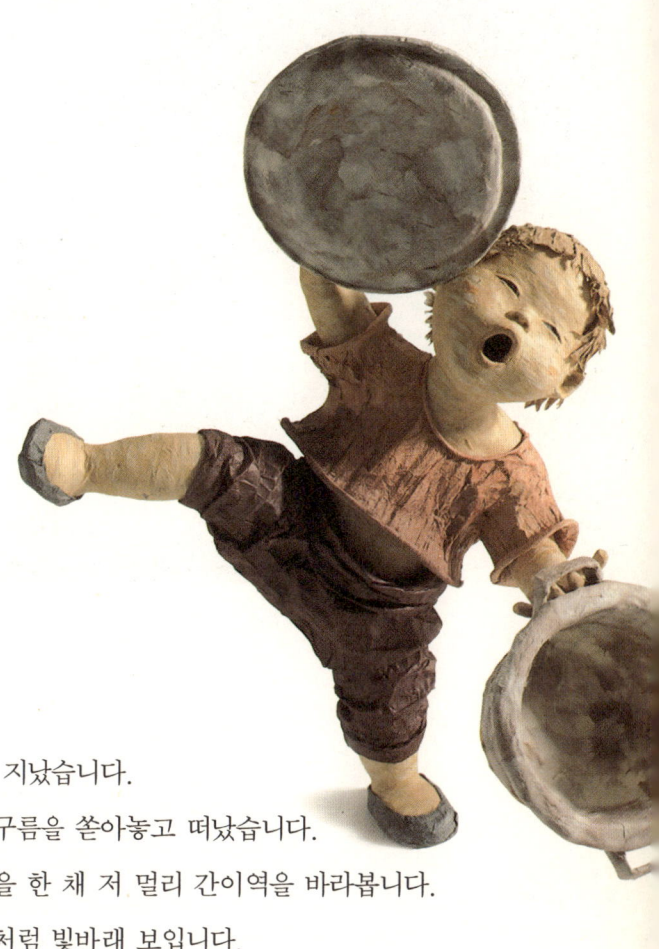

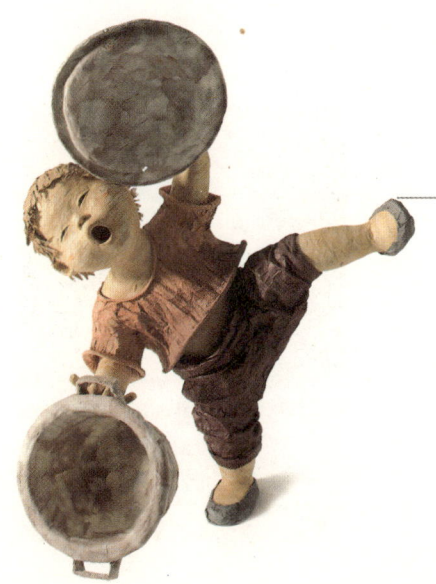

칙칙폭폭 칙칙폭폭

기차가 요란한 소리를 내며 간이역을 지났습니다.
기차는 어머니의 흰 무명치마폭에 꽃구름을 쏟아놓고 떠났습니다.
어머니는 일하던 손길을 놓고 손지붕을 한 채 저 멀리 간이역을 바라봅니다.
오늘따라 낡은 간이역 지붕이 게딱지처럼 빛바래 보입니다.
논두렁 허수아비가 바람에 우쭐거리기만 해도
혹시나 하며 마음 졸이며 기다리던 세월이 몇 해인지 모릅니다.

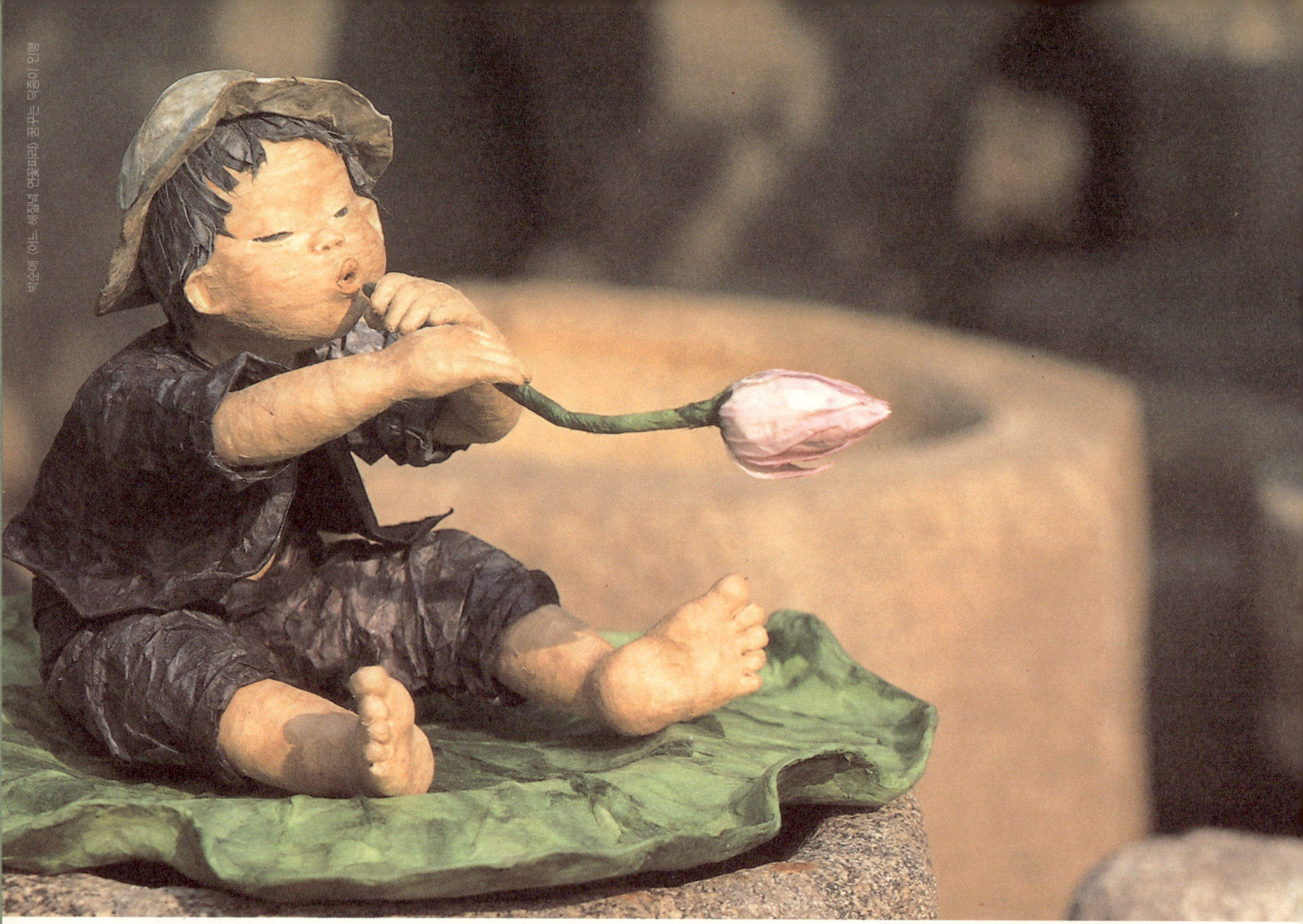

칙칙폭폭 칙칙폭폭

기차는 잠자는 아기의 꿈속으로 달려갑니다.
꿈속에서 기차는 장난감 기차가 되고, 아기는 기관사가 됩니다.
장난감 기차는 배꽃 마을 간이역을 지나 달과자 역을 지나 별사탕 역에
닿았습니다.
그 역에서 허수아비처럼 밀짚모자를 쓴 아저씨 한 분이 탔습니다.
그 분은 줄담배를 피웠고, 담배 연기는 기차의 굴뚝을 통해
솜사탕처럼 하늘로 피어올라 구름이 되었습니다.

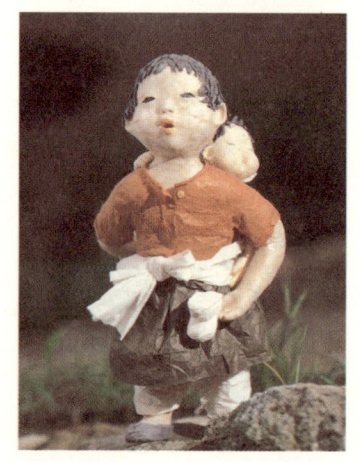

아름다운 사람, 아름다운 만남

넷째마당 4

<u>칙칙폭폭 칙칙폭폭</u>

기차가 배꽃 마을 간이역에 멈추자 그 분이 간이역에서 내렸습니다.
삽살개가 왈왈 짖어댔지만 귀머거리 할머니는 듣지 못했습니다.
부엌에서 일하던 어머니도 기차 소리가 하도 요란해서 낯선 발자국 소리를
듣지 못했습니다.
그 분은 성큼성큼 걸어와 방 안에서 새근새근 잠들어 있는 아기를 바라봅니다.
잠자는 아기가 방긋 웃자 그 분의 입가에도 웃음이 번집니다.

<u>칙칙폭폭 칙칙폭폭</u>

기차는 또 배꽃처럼 하얀 꽃구름을 간이역 지붕 위에 쏟아놓고 떠나갑니다.

기찻길 옆 오막살이 / 강원희

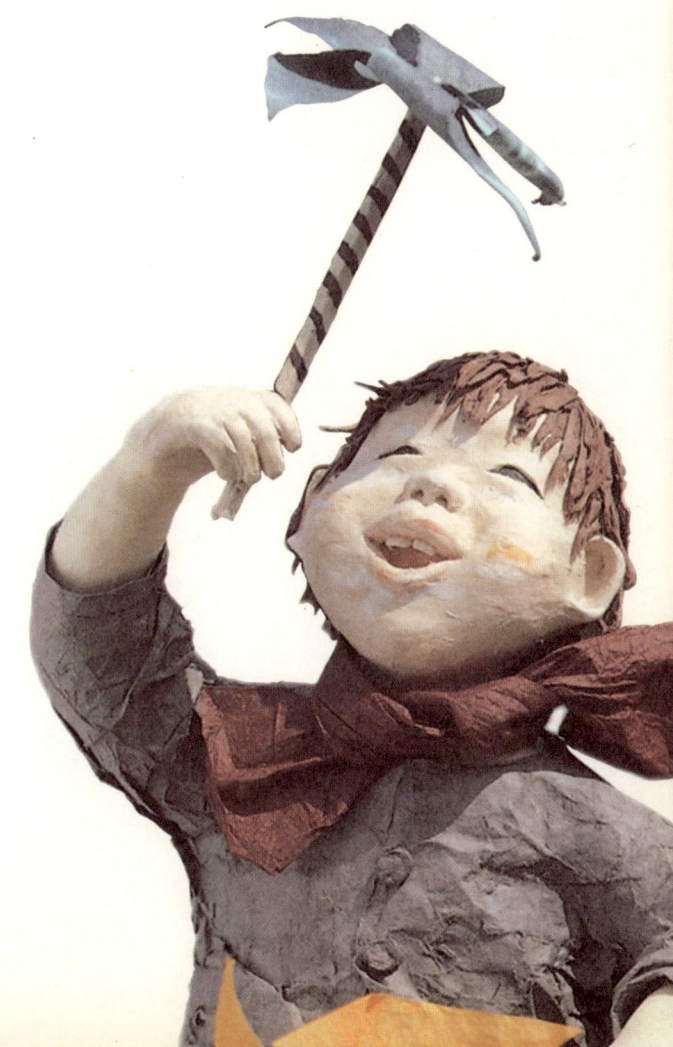

별아,

기찻길 옆의 어느 집에도 우리 별이 같은 아기가 자라고 있구나.
서로 얼굴도 이름도 모르던 아기들이
자라서 어느 날 만나 친구도 되고 연인도 된다고 생각하면
참 신비하지?

별아,

지금 우리 집 현관에는 두 켤레의 신발이 있단다.

아빠 신발, 그리고 엄마 신발.

별이 네가 엄마 뱃속에 있긴 하지만, 눈에 보이는 식구는 아빠와 엄마 두 식구지.

아빠와 엄마가 결혼하기 전에 아빠는 아빠의 부모님과 형제들과 살았고,

엄마는 엄마의 부모님과 자매들과 살았어.

아빠의 부모님, 엄마의 부모님 모두 우리 별이에게는 할아버지와 할머니시란다.

엄마 아빠 다음으로 별이 너를 사랑하고 기다리시는 분들이야.

아빠와 엄마의 남자 형제는 삼촌, 아빠의 여자 형제는 고모, 엄마의 여자 형제는 이모란다.

이 분들도 별이 너를 무척 예뻐 하실 거야. 모두 모두 가족이란다.

그런데 이 분들말고도 우리가 사랑으로 대하면 가족이 될 수 있는 것들이 있어.

강아지나 고양이 같은 애완동물이나 인형 같은 것들 말이야.

이제부터 엄마가 읽으려는 이야기는 인형을 아기처럼 돌보는 할아버지 이야기란다.

그 인형 이름이 난영이래.

나는 아빠입니다. 지금은 늙은 아빠입니다. 엄마 노릇을 해보지 못한 것이 언제나 서운합니다. 그리고 엄마들을 부러워합니다. 특히 젖먹이 아기를 가진 젊고 예쁜 엄마들이 부럽습니다.

연한 파란 빛이 도는 까만 눈동자에 고운 물기가 젖은 아기의 눈, 아기의 눈을 보석이나 별같이 찬란한 것에 비긴다는 것은 잘못입니다. 그리고 어떤 화가도 그 고운 빛을 색으로 나타낼 수는 없습니다.

아기는 눈을 감았다 떴다 하다가 그 작은 입을 벌리고 하품을 하기도 합니다. 입에 젖꼭지를 갖다 대주면 아기는 그 탐스럽게 부풀어오른 젖을 힘껏 빱니다. 그때 예쁜 손가락들이 엄마의 또 하나의 젖을 만지기도 합니다. 엄마의 젖이 둘이 있다는 것은 아기에게도 엄마에게도 얼마나 복된 일일까요. 그 작은 손가락 끝에 아주 작은 손톱이 있습니다.

나는 젖먹는 아기를 바라다볼 때 신의 존재를 부인하고 싶지 않습니다. 아기가 눈을 감고 잠깐 젖을 빨지 않으면 엄마는 아기 입에서 젖을 떼려듭니다. 그러면 아기 입은 젖을 따라오면서 더 암팡지게 빨아댑니다. 그러다 좀 있으면 아기는 젖을 문 채 잠이 듭니다. 이때 엄마는 웃으면서 아기를 살며시 뉘입니다.

엄마는 이때 자기가 행복하다는 것을 느낍니다.

박수근 〈시장의 사람들〉 캔버스에 유채, 19×38cm, 1950년대

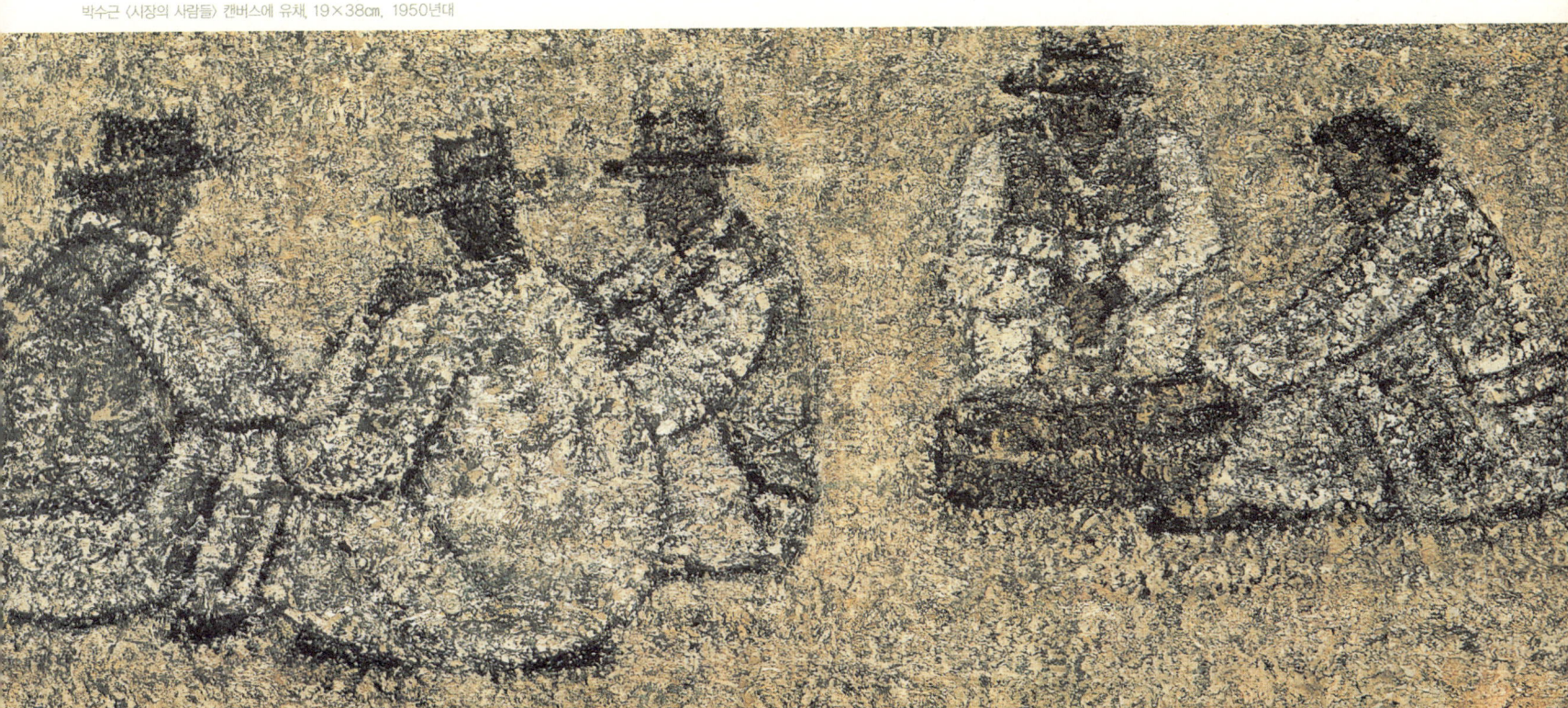

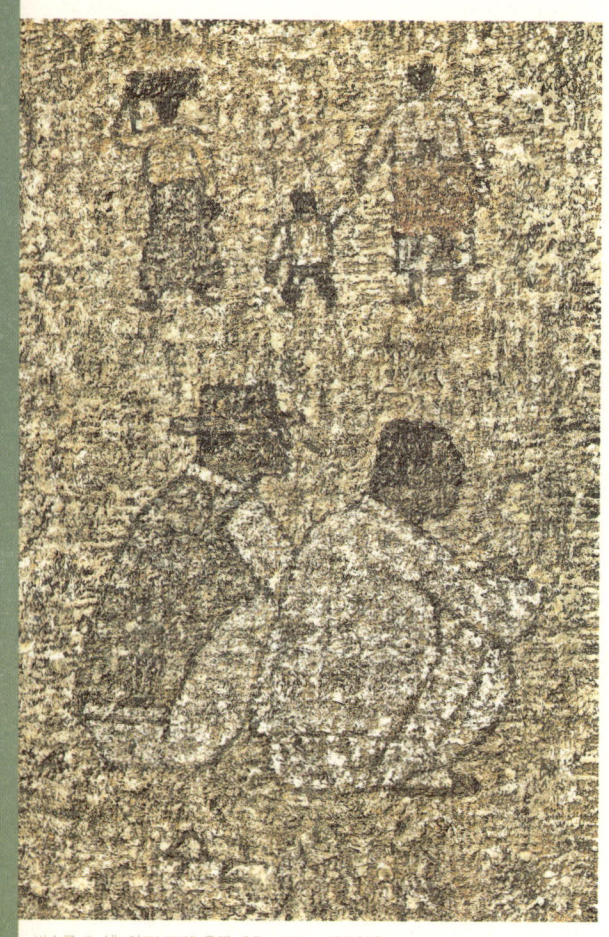
박수근 〈노상〉 하드보드에 유채, 23×14cm, 1960년

큰 회사 사장부인도, 유명한 여자들도, 아무도 부럽지 않습니다. 여학교 때 자기보다 공부 잘하던 동무도 대수롭지 않습니다. 이 세상에서 아기의 엄마같이 뽐내도 좋은 지위는 없는 것 같습니다. 엄마의 아기같이 소중한 것이 다시 없기 때문입니다.

아기 뺨을 가만히 만져보면 아실 것입니다. 아기의 머리칼을 만져보면 아실 것입니다. 그 아기는 엄마가 낳은 것입니다.

그리고 젖을 먹여 기르고 있습니다.

아기는 커가고 있습니다. 자라고 있습니다.

내가 우리 딸에게 사다 준 인형이 있습니다.

돌을 바라다보는 아기만한 인형입니다.

눈이 파랗고 머리는 금빛입니다. 소위 '블론드' 입니다.

얼굴은 둥근 현, 눈이 그다지 크지 않아 약간 동양적인 데가 있습니다. 그리고 언제나 웃는 낯입니다. 인형은 누이면 눈을 감고 일으키면 자다가도 금방 눈을 뜹니다. 배를 누르면 웁니다. 그러나 그렇게 아프게 해서 울리는 때는 별로 없었습니다.

나는 이 인형을 사느라고 여러 백화점을 여러 날 돌아다녔습니다. 인형은 처음에는 백화점에 같이 나란히 앉아 있는 친구들을 떠나 낯선 나하고 가는 것이 좀 불안하였을 것입니다.

그러나 내가 상자에 들어 있는 저를 들고 오지 않고 안고 왔기 때문에 좀 안심이 되었을 것입니다. 귀국할 때도 짐 속에 넣어 부치지 않고 안고 비행기를 탔습니다.

떠나오기 전에 난영이라는 이름을 지어주었습니다. 한국에 와서 살 테니까 한국 이름을 지어준 것입니다. 한국에서 사는 개들을 서양 이름을 지어주는 것은 참 이상한 일입니다. 우리집 개들은 갑돌이와 갑순이입니다.

동생이 없는 우리 서영이가 난영이를 처음 안을 때의 광경을 엄마들은 상상하실 수 있을 것입니다.
세월이 흘렀습니다. 아까 말한 대로 아기는 큽니다. 자랍니다. 서영이는 국민학교를, 중·고등학교를, 그리고 대학을, 그리고 시집갈 나이에 미국으로 유학을 갔습니다. 난영이를 두고 떠났습니다. 그것도 난영이 고향인 바로 뉴욕입니다. 난영이는 언니 따라 자기 고향에 얼마나 가고 싶었겠습니까. 사람은 나이를 먹으면 냉정한 이별을 할 수 있나 봅니다.

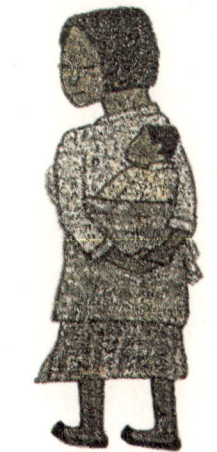

난영이는 자라지 않았습니다. 그러나 다행히도 어른스러워지지도 않았습니다. 언제나 아기입니다.
서영이를 떠나보내고 마음을 잡을 수 없는 나는 난영이를 보살펴주게 되었습니다. 날마다 낯을 씻겨주고, 일주일에 한두 번씩 목욕을 시키고, 머리에 빗질도 하여 줍니다.
여름이면 얇은 옷, 겨울이면 털옷을 갈아입혀 줍니다. 데리고 놀지는 아니하지만 음악은 들려줍니다. 여름이면 일찍 재웁니다. 어쩌다 내가 늦게까지 무엇을 하느라고 난영이 재우는 것을 잊어버릴 때가 있습니다.
난영이는 앉은 채 뜬눈을 하고 있습니다. 이런 때는 참 미안합니다.
내 곁에서 자는 것을 가끔 들여다봅니다. 숨소리가 들리는 것 같습니다.
난영이 얼굴에는 아무 불안이 없습니다. 자는 것을 바라보면 내 마음도 평화로워집니다.
젊은 엄마들이 부러운 나는 난영이 엄마 노릇을 하며 살고 있습니다.

서영이와 난영이 / 피천득

별아, 너는 너를 사랑하는 사람들에게 둘러싸여 있는 행복한 아기란다.
엄마는 네가 받은 사랑을 나누어 더 큰 사랑을 만드는 행복한 사람이 되기를 소망한다.

별아,

엄마 목소리 들리니? 우리 이야기하자.

엄마가 책에서 보니까, 별이 네가 있는 곳은 엄마의 몸이 내는 온갖 소리들로 무척 소란스럽다고 하더라. 쿵쾅쿵쾅 심장 뛰는 소리, 꾸루룩꾸루룩 엄마가 먹은 음식이 소화되고 장을 따라 내려가는 소리, 그밖에도 엄마가 상상도 할 수 없는 별별 소리가 다 들리겠지?

그래서 엄마 목소리가 우리 별이에게 잘 들릴까 걱정이 되기 시작했어.

별아, 귀기울여서 엄마 목소리를 놓치지 말고 잘 들어야 해.

냠냠냠. 쩝쩝, 꿀꺽, 후루룩……. 이건 무슨 소리게?

바로 엄마가 음식 먹는 소리야. 별이 넌 따로 식사를 할 필요가 없지. 엄마가 먹은 음식의 영양을 엄마 몸과 연결된 탯줄을 통해서 받고 있으니까. 하지만 엄마나 아빠에게는 먹는 일이 무척 중요하단다. 음식을 먹어야만 힘이 나서 좋은 일도 하고, 좋은 생각도 하고, 다른 사람을 사랑할 수도 있는 거란다.

너무 배가 고프면 힘이 없고, 기분이 나빠지고, 화가 나기도 해.

그런 만큼 음식을 만드는 일도 굉장히 중요해.

음식을 만들려면 우선 시장에 가서 음식 재료를 사 와야 하고, 다듬고, 씻고, 썰고, 양념하여 끓여서 적당한 그릇에 담지. 그 다음에 맛있게 먹고, 빈 그릇은 깨끗이 설거지해야 일이 끝나는 거야.

엄마는 요즘 요리책을 자주 들여다본단다. 맛있고 영양 많은 음식을 먹어야만 엄마도, 별이도 건강해질 테니까. 그리고 이 다음에 별이에게 맛있는 음식을 많이 해주려고 미리미리 공부를 하고 있는 거야.

엄마가 이런 먹을 것과 관련된 재미있는 이야기 하나 들려줄게.

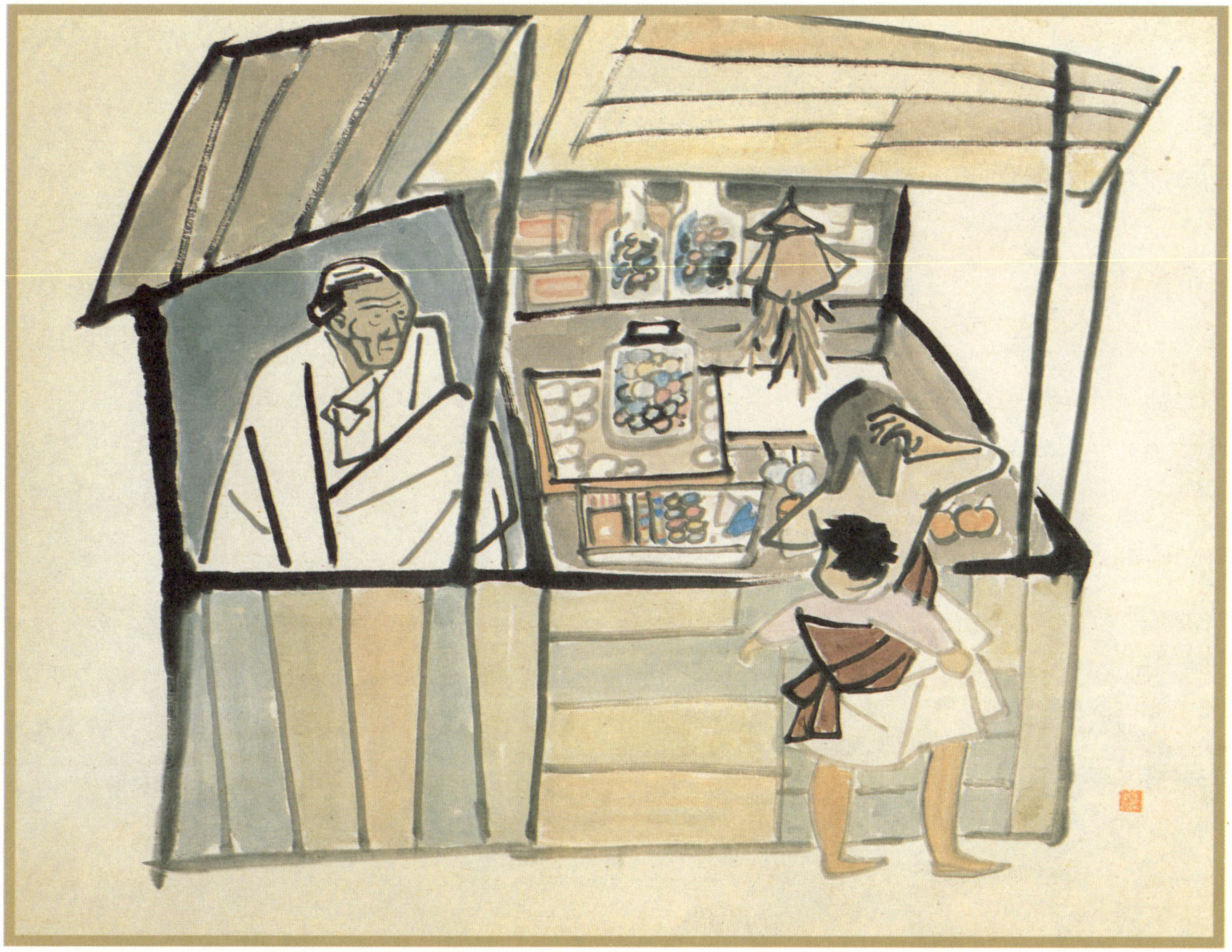

아름다운 사람, 아름다운 만남

넷째마당 4

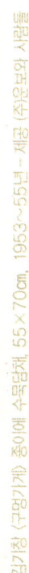

김기창 〈구멍가게〉 종이에 수묵담채, 55×70cm, 1953~55년 – 재금 〈수암보화 사명품〉

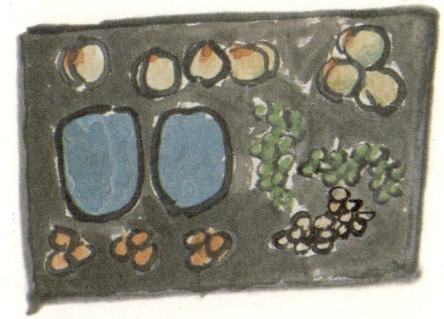

"별아, 볶음밥 해줄게, 가게에 가서 당근 한 개 사 오너라."
별이는 가게로 달려갔습니다.
"아줌마, 당근 주세요."
"다 떨어졌구나. 다른 곳에 가 보렴."
별이는 한달음에 길을 건넜습니다.
동네 가게를 다 돌았지만 당근은 없었습니다.
별이는 언덕 아래 시장으로 달려갔습니다.

오늘도 시장은 사고 파는 사람들로 시끌시끌합니다.
"골라 봐요, 골라 봐."
"자아, 막 팔아요, 막 팔아."
하얀 모자를 쓴 아저씨가 손뼉을 치며 손님들을 부릅니다.
"싸구려! 싸요! 거접니다. 거저예요."
"떨이요, 떨이. 한 무더기에 천 원!"
얼굴이 검게 탄 아줌마, 수건을 머리에 두른 아줌마, 모두 고래고래 소리를 지릅니다.
물건을 자꾸 뒤적이는 사람, 값을 깎는 사람, 이것저것 고르는 사람, 화를 내는 사람, 하하 웃는 사람……. 떠들고 소리지르며 싸우는 사람도 있습니다.
시장 구경은 언제나 재미있습니다.
엘리베이터가 오르내리는 백화점보다 훨씬 더 재미있습니다.

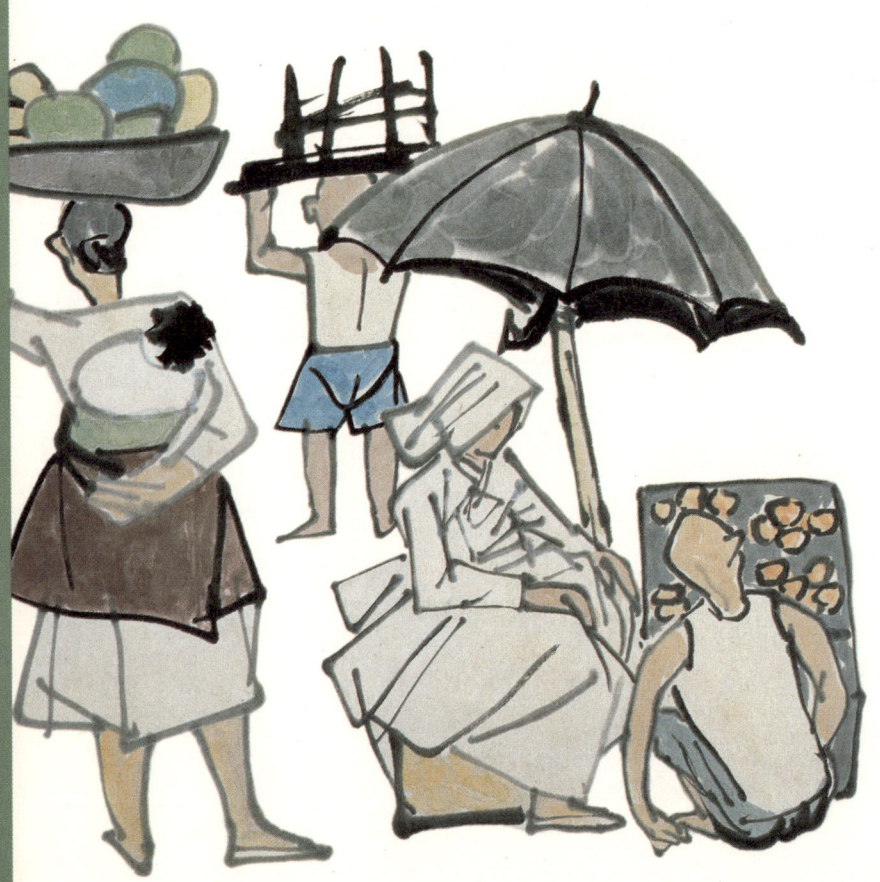

과일가게에서는 늦가을 향내가 나고, 생선 가게에서는 먼 바다 냄새가 납니다. 고추가게에서는 재채기, 눈물이 나고, 방앗간에서는 고소한 인절미 냄새가 납니다.
별이는 야채 가게에서 당근 한 개를 샀습니다.
"아이고, 착해라. 엄마 심부름 왔니?"
가게 아줌마는 별이의 머리를 쓰다듬어 주셨습니다.
집으로 오는 길에 토끼집을 보았습니다.
시장 한쪽 구석에 누군가가 토끼를 기르는 모양입니다.
"토끼야, 안녕?"
토끼는 귀를 쫑긋하며 철망 앞으로 오더니 입을 자꾸 오물거립니다.

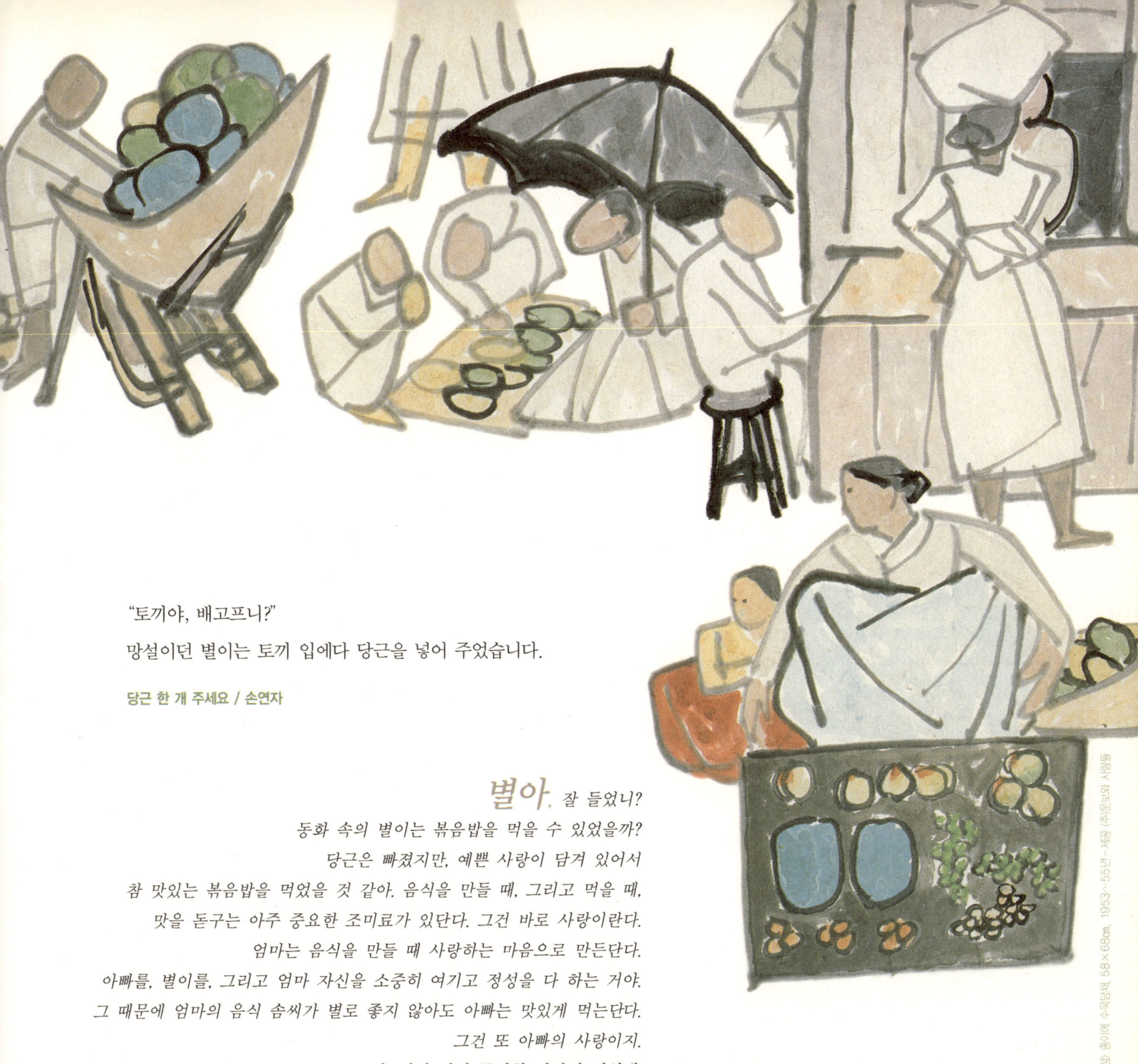

"토끼야, 배고프니?"
망설이던 별이는 토끼 입에다 당근을 넣어 주었습니다.

당근 한 개 주세요 / 손연자

별아, 잘 들었니?
동화 속의 별이는 볶음밥을 먹을 수 있었을까?
당근은 빠졌지만, 예쁜 사랑이 담겨 있어서
참 맛있는 볶음밥을 먹었을 것 같아. 음식을 만들 때, 그리고 먹을 때,
맛을 돋구는 아주 중요한 조미료가 있단다. 그건 바로 사랑이란다.
엄마는 음식을 만들 때 사랑하는 마음으로 만든단다.
아빠를, 별이를, 그리고 엄마 자신을 소중히 여기고 정성을 다 하는 거야.
그 때문에 엄마의 음식 솜씨가 별로 좋지 않아도 아빠는 맛있게 먹는단다.
그건 또 아빠의 사랑이지.
아, 이제 저녁 준비할 시간이 되었네.
그럼, 우리 별이 잠시 안녕.

별아,

어떤 사람이 집을 지을 재목을 구하러 나무를 베러 갔단다.
나무를 베려는데 다람쥐랑 새랑 벌레랑 뱀이랑 나와서 말했대.
나무가 자기네 집이니까 나무를 베어가는 대신 살 집을 만들어달라고.
어디 그뿐이야? 멧돼지는 이빨을 뾰족하게 갈을 곳을 만들어달라고 했고,
곰은 버섯이 나는 곳을 만들어 달라고 했지. 새로 짓는 집에다가 말이야.
사람이 가만히 생각해보니 나무를 베어내 그런 것들을 다 만들 자신이 없거든.
그래서 집으로 돌아가 살림살이를 가지고 와서 동물들에게 물었대.
그 나무에서 함께 살아도 되겠냐고.

별아, 나무는 이렇듯 많은 것들의 집이 된단다.
예쁜 꽃과 맛있는 열매를 주기도 하고, 무더운 여름날 시원한 그늘을 드리워주기도 해.
그리고 나무로 종이도 만들지. 엄마가 지금 들고 있는 책의 종이도 나무로 만든 거야.
정말 고마운 나무지?
별아, 엄마가 나무노래 불러줄게.

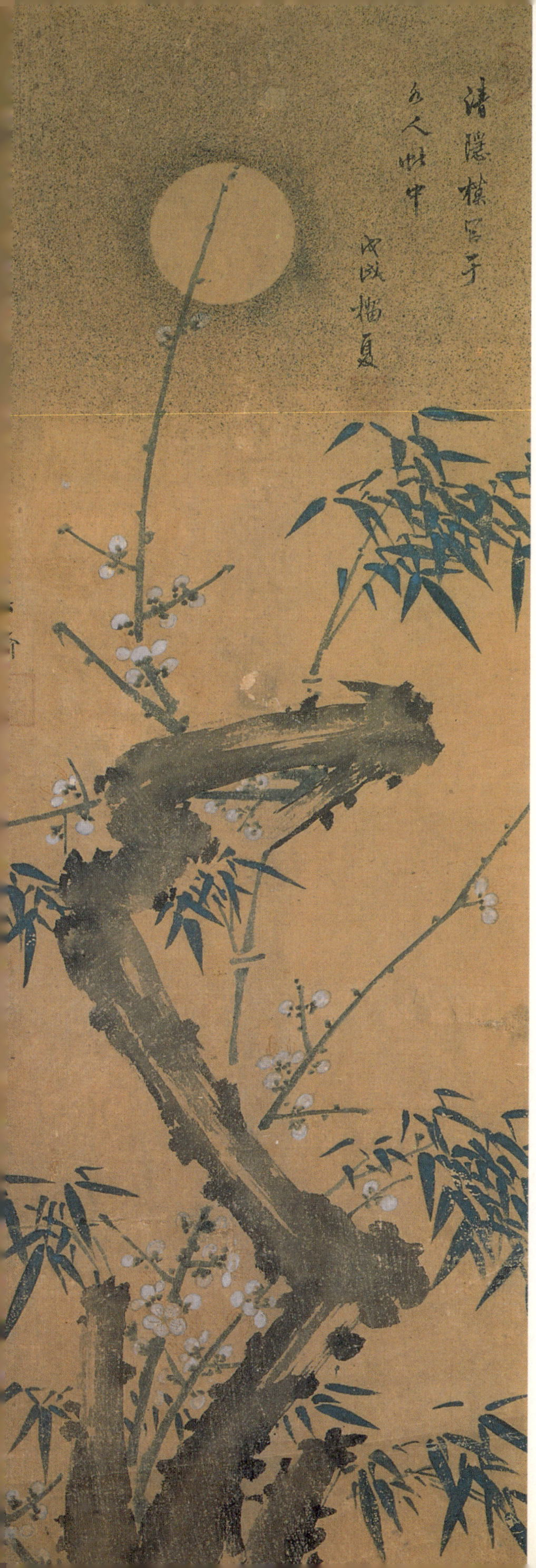

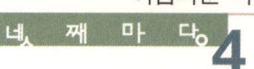

넷째마당 4
아름다운 사람, 아름다운 만남

가자가자 갓나무 오자오자 옻나무
가다보니 가닥나무 오자마자 가래나무
한자 두자 잣나무 다섯 동강 오동나무
십리 절반 오리나무 서울 가는 배나무

너하구 나하구 살구나무 아이 업은 자작나무
앵도라진 앵두나무 우물가에 물푸레나무
낮에 봐도 밤나무 불 밝혀라 등나무
목에 걸려 가시나무 기운 없다 피나무

꿩의 사촌 닥나무 텀벙텀벙 물오리나무
그렇다고 치자나무 깔고 앉아 구기자나무
이놈 대끼놈 대나무 거짓말 못해 참나무
빠르구나 화살나무 바람 솔솔 솔나무

나무노래 / 전래동요

별아, 나무가 정말 많기도 하지!
엄마가 별이랑 숲속에 들어와 있는 기분이 드네.
우리 나무노래 또 부를까?
가자가자 갓나무, 오자오자 옻나무
가다보니 가닥나무

별아,

안녕?
상쾌한 아침이야.
창문을 여니,
연초록 은행나무가 창에 가득 차는구나.
봄 햇살 아래 앙증맞게 작은 잎이 껍질을 열고 돋아나더니
이제 하루가 다르게 잎이 퍼지고, 색이 짙어가.
우리 별이가 엄마 뱃속에서 하루하루 자라듯이,
저 나무도 어제와 오늘이 다르구나.
우리 별이에게,
그리고 저 나무의 생명력에 짝짝짝 박수를 보낸다.

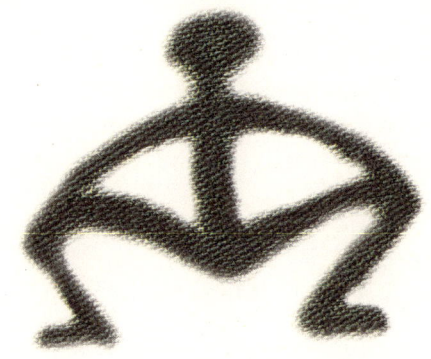

어, 방금 나무의 초록 속에서 까치 한 마리가 빠져 나왔어.
지금은 무성한 잎에 가려 잘 안 보이지만 저 속에는 까치집이 한 채 있단다.

요즘 저 어미 까치는 알을 낳아 품고 있어.

어떻게 아느냐고?

엄마는 지난해에도, 또 지지난해에도 이 자리에서 저 까치네 집을 지켜봤거든.

이제 조금 있으면 새끼 까치가 알을 깨고 나올 거야. 우리 별이의 동갑내기 친구가 되겠지?

털이 엉성하게 나고, 날개도 작고, 통통한 새끼까치는 얼마나 귀여운지 몰라.

날기 연습을 하던 중에, 어디에 내려앉아야 할지 몰라 허둥대다가 우리집 창문 안으로 내려앉았던 적도 있어.

힘에 부쳐 땅에 내려앉고는 제 집으로 돌아가지 못해 어미 까치는 나무 위에서 울고 새끼 까치는 땅에서 깍깍거리고, 그런 안타까운 순간도 있었지. 그 새끼 까치도 무사히 자라 어디론가 날아갔단다.

혹시 지금 알을 품느라 들락이는 저 까치가 그때 그 새끼 까치인지도 모르겠다.

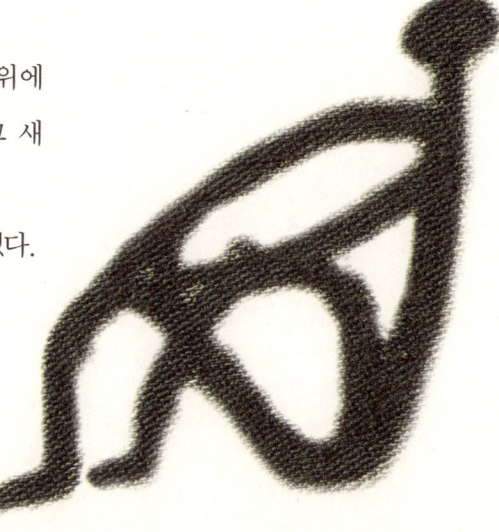

별아, 창밖의 나무와 까치집을 보는 순간, 너에게 보여주고픈 그림이 있구나.
나무와 까치를 즐겨 그리신 장욱진 할아버지의 그림이야.
멍석이라는 제목이 붙어 있네.

빠알간 해님이 세상을 하얗게 물들이는 한낮이야.
시원한 나무 그늘에 멍석을 깔고 앉아 세 사람이 이야기꽃을 피우고 있어.
무척 더운 날인가 봐. 새들도 나뭇가지에서 쉬고 있지?
멍석 위에는 서늘한 그늘이 드리워져 있어.
개 한 마리가 어슬렁어슬렁 지나가고.
저 사람들은 무슨 이야기를 주고받을까?
진지하게 듣는 품이 아주 흥미로운 이야기 같지?
나무도 비스듬히 몸을 기울여 듣고 있고, 새들도 노래를 멈추고 귀기울이네.
여름날이면, 큰 나무가 있는 곳이면, 어디서나 볼 수 있는 정겨운 풍경이란다.
나무 그늘에 멍석을 깔아놓으면 온 마을 사람들의 쉼터가 된단다.
도란도란 이야기 끝에 웃음꽃이 피기도 하고, 수박이며, 참외며, 찐 옥수수,
감자, 부침개를 나눠 먹기도 하지.
이야기를 듣다가 졸음이 밀려오면 낮잠 한숨 자기도 하고. 동네 누구네 집에
찾아오는 손님이든 먼저 맞고, 가는 이의 뒷모습도 오래 지켜봤지.
그래서 또한 이야깃거리가 끊이지 않았던 거야.

별아, 조금 더 더워지면 우리집 앞 은행나무 아래 멍석을 펴자.
그곳에서 별이에게 이야기도 들려주고, 노래도 불러줄게.
친구들도 불러서 사람 사는 따스한 이야기도 나누고.
그 날이 기다려지지?

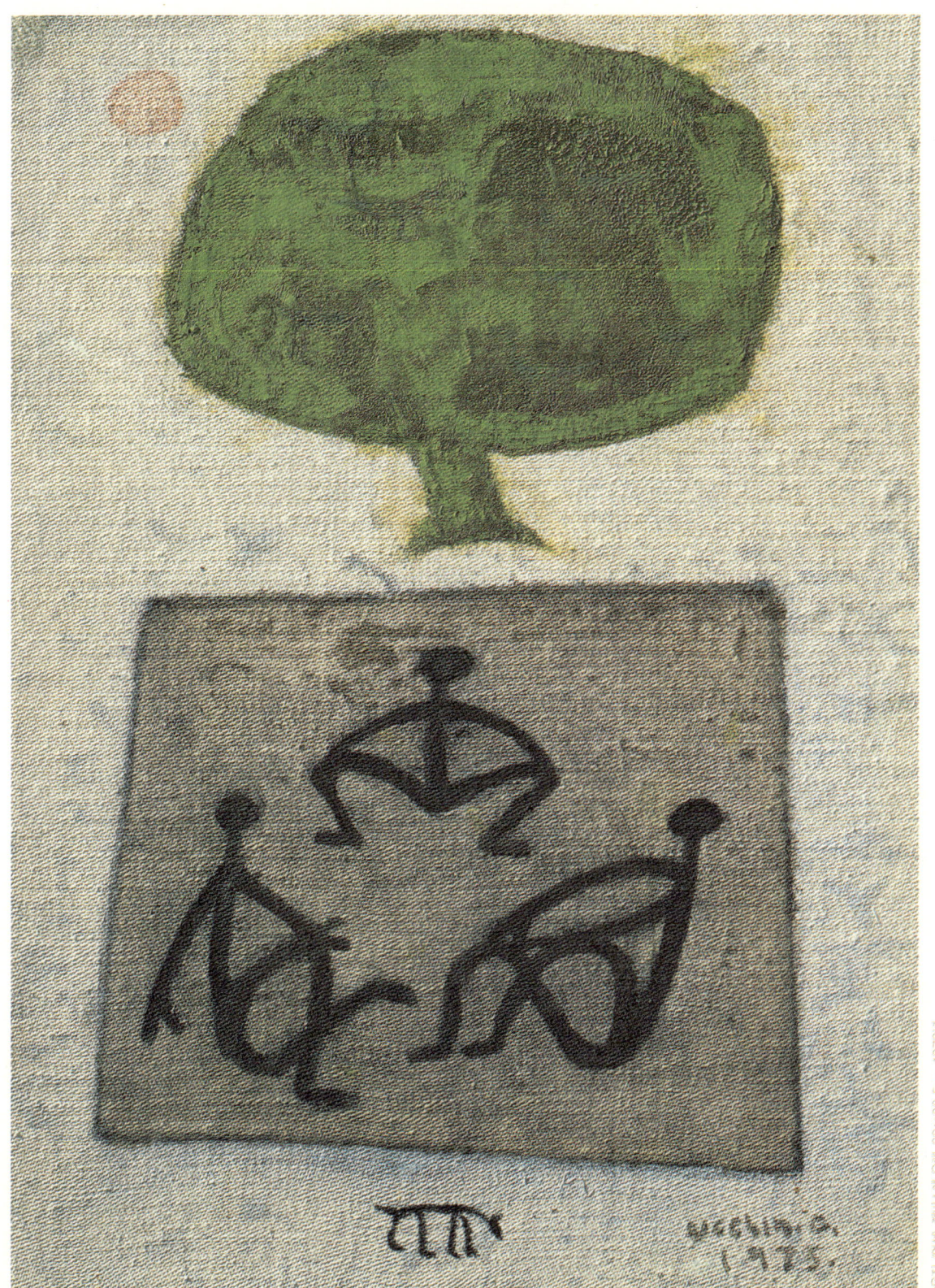

너를 낳으면서 엄마도 새로 태어나는 것 같아

이제 곧 너를 엄마의 두 팔로 안아볼 수 있겠구나.
많은 사람들이 우리의 만남을 고대하고 있어.
우리 잘 해내겠다고, 자신 있다고 손을 흔들어주자.
아가, 엄마의 온 생애를 바쳐 사랑한다.

우리 품에 안길 너를 기다리며 5

동화	진주 ǀ 정채봉
전래동요	엄마품
옛이야기	하늘의 자손
동시	영치기 영차 ǀ 박소농
엄마를 위한 이야기	취중(醉中) ǀ 김창완
이야기가 있는 동요	섬집 아기
엄마가 띄우는 편지	우리들의 아기는 살아있는 기도라네 ǀ 고정희

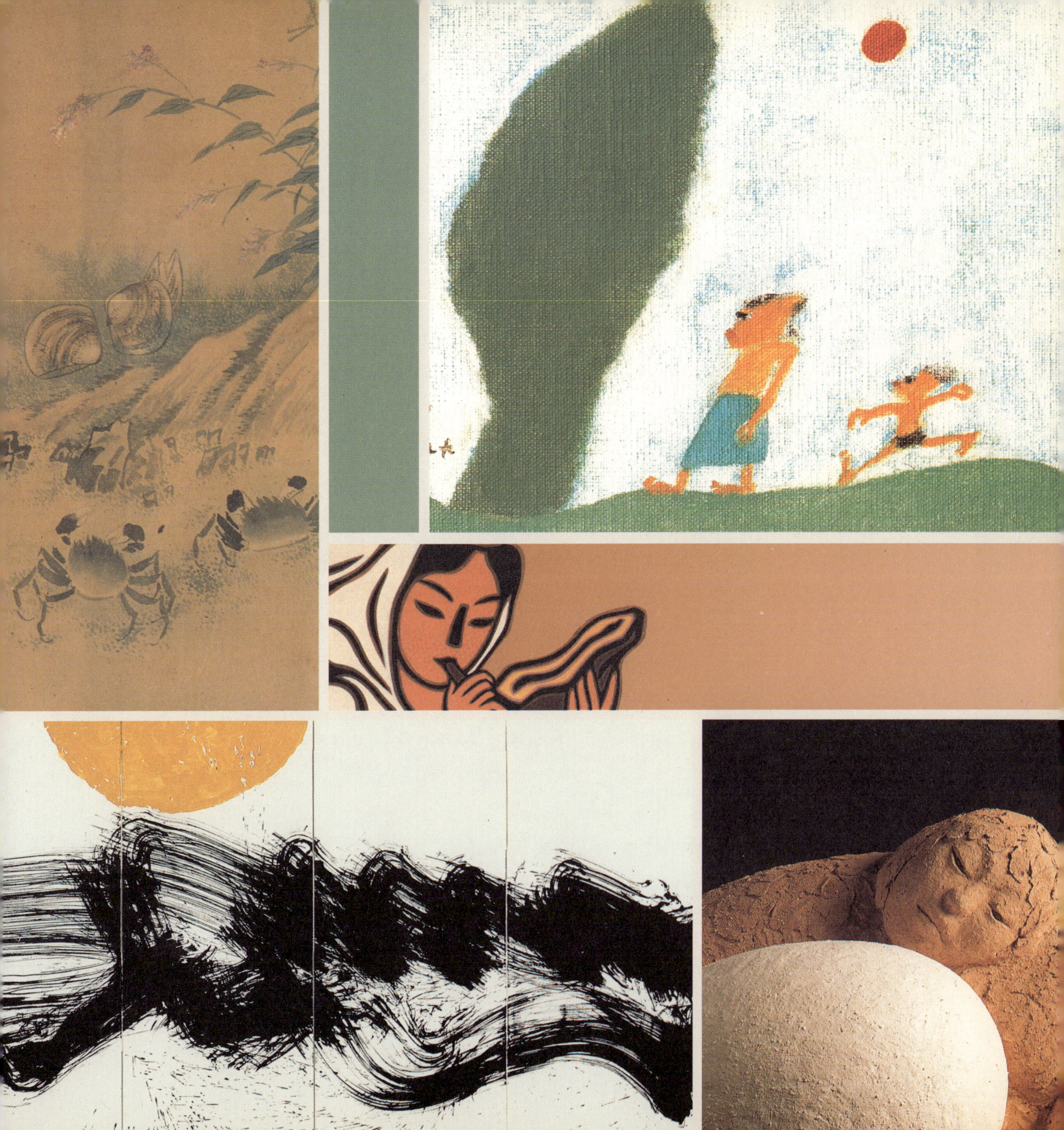

별아,

이제 우리 별이랑 엄마랑 만날 날이 조금밖에 안 남았구나.

엄마가 어떻게 생겼는지 궁금하지? 엄마도 네가 너무너무 궁금해.

아, 빨리 너를 만났으면!

별아, 지금 뭐하니?

팔을 내밀어 기지개도 켜고, 다리도 쭉 뻗고, 몸도 이리저리 돌리지?

엄마는 다 느낄 수 있어. 네가 움직일 때마다 엄마의 배가 올록볼록하는 게 옷 위로

도 보이거든. 네가 다리를 힘껏 뻗으면 엄마의 갈비뼈 밑이 치받혀서 아프기도 해.

아냐, 다리 뻗지 말라고 아프단 얘기한 거 아냐.

별이는 엄마의 보물이야. 너를 가져서 겪는 불편쯤은 정말 사소하고,

엄마는 달게 견딘단다.

엄마가 가장 바라는 것은 너를 건강하게 낳는 일이야.

엄마는 너를 품은 것이 자랑스러워서 해님처럼 둥근 배를 쑥 내밀고

'여봐라, 게 아무도 없느냐?' 하는 듯이 양반 걸음으로 느릿느릿 다닌단다.

그러면 처음 보는 사람도 엄마에게 관심을 보이며 묻지,

"낳을 달이 언제예요?" 아니면 "곧 몸을 풀겠네요."

그리고 차를 타면 자리도 양보해주고, 무거운 물건도 엄마 대신 들어준단다.

왜냐하면 엄마는 지금 보물을 품고 있는 소중한 사람이니까.

별아, 네가 지금 엄마에게 어떤 의미인지 알겠지?

이제부터 엄마가 읽어주는 동화를 잘 들어보렴.

다섯째 마당 5
우리 품에 안길 너를 기다리며

넓고 넓은 바닷가에 조개 마을이 있었어.
조개 마을에는 바지락과 다슬기와 고둥이 많이 살았단다.

그러나 백합은 단 한 집밖에 없었어.
그래서 백합은 제 몸매를 은근히 뽐내면서 지냈지.
태풍이 불어와 바다를 아주 심하게 할퀴고 간 뒤였어.
깊은 바다 산호초 마을에서 진주조개가 하나 떠밀려 올라왔단다.

조개들은 다투어 구경을 갔지.
하나 진주조개는 그저 평범한 조개일 뿐이었어.
오히려 겉모양을 말한다면 백합한테 훨씬 못 미쳤어.

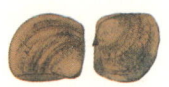

바지락이 말을 걸었어.
"진주 씨앗을 좀 얻을 수 있어?"
진주조개는 고개를 저었어.
"우리의 진주는 씨로 옮겨지는 것이 아니야."
"그럼 어떻게 해야 그 값진 보석을 가질 수 있지?"
"진짜로 사랑을 하면!"

이번에는 다슬기가 나서서 진주조개한테 물었어.
"진주를 가지면 어때? 몸도 마음도 편안하고 좋아?"
"아니야, 몸은 아주 아파. 견디기 어려울 만큼."
"그런데 뭐하러 가져? 그것 때문에 도리어 아파지는데."

조개들은 피식피식 웃으며 뿔뿔이 흩어졌어.
백합만이 혼자 남았지.

백합이 물었어.
"진주를 가지고 사는 것과 가지지 않고 사는 것이 어떻게 다른지 그것을 말해 줘."
"그것은 사는 의미에 관계된 것이야. 진주를 가지지 않으면 지금 당장은 편하지.
주어진 시간에 먹고 즐기며 살면 그만이니까."

"진주를 가졌을 때는?"
"희망을 가졌다는 뜻도 돼. 언제 어디서 죽음이 나타나더라도 두렵지 않아.
죽음이란 그저 껍질과 살이 없어지는 것일 뿐
진주란 보석은 영원히 빛나면서 살게 되는 것이거든."

그날부터였지.
백합한테 말이 줄어들기 시작한 것은. 나들이하는 시간도 줄었어.
대신 해당화 그늘 밑에 앉아서 명상하는 시간이 길어져 갔단다.
백합은 흰구름이 지고피는 수평선을 바라보면서
'진짜 사랑'이 무엇인지를 생각했어.

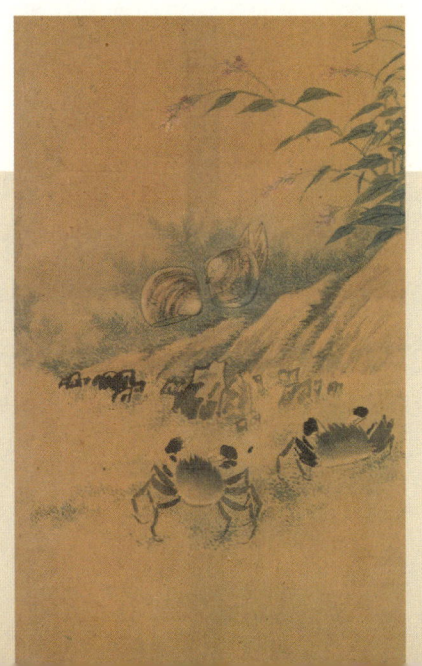

어느 날이었어.

백합은 바지락을 공격하는 불가사리를 보았단다.

이럴 때는 자기 몸을 먼저 숨기는 것이 모든 조개들의 습관이었지.

그러나 이 날의 백합은 달랐어.

뜨거움이 가슴에서 치솟자 냅다 불가사리의 머리통을 물고 늘어졌단다.

한참 후에야 백합은 정신을 차렸어.

눈을 떠보니 늙은 뼈고둥이 상처를 꿰매고 있었어.

"넌 아주 훌륭했다. 친구를 위하여 목숨을 걸고 싸웠으니까.

그런데 이번 일로 모래 한 알이 네 심장 깊숙이 박혀버렸다는 걸 알아두어라."

"그럼 어떻게 되는가요?"

"십중팔구는 죽게 되지. 그러나 하늘이 돕는다면 진주가 되기도 하지."

백합은 엎드려 울면서 기도했단다.

"저는 죄 많은 조개입니다. 내 기쁨을 나누어 가질 줄 몰랐으며 남의 아픔을 덜어줄 줄 몰랐습니다.

내 안의 교만과 질투와 욕심이 악마임을 미처 알지 못하였으며

물 한 모금, 바람 한 모금의 작은 것에 감사할 줄을 몰랐습니다.

이제 저는 남은 날을 오직 참회하며 살고자 하오니

이 세상을 떠날 때 눈물 한 방울 남기는 것을 허락하소서."

진주 / 정채봉

별아, 엄마는 요즘 얼마나 내 자신이 소중한지 몰라.
그건 내가 너의 엄마이기 때문이야. 예쁜 우리 별이 곁에 엄마로 오래오래 있고 싶거든.
다칠까 봐, 병들까 봐, 그래서 빨리 죽을까 봐 두려워하는 겁쟁이가 되었단다.
처녀 시절에도, 아빠와 사랑하고 결혼했을 때도 이런 마음은 없었는데.
너를 품으면서 엄마도 새로 태어나는 것 같아.

별아,

오늘은 엄마가 일을 좀 많이 했어.
얼마 안 있어 별이 네가 세상에 나온다고 생각하니 마음이 바빠져서 말야.
너도 힘들었지? 이제 우리 세상에서 가장 편한 자세로 쉬자꾸나.
엄마가 오늘 무엇 때문에 분주했는지 말해줄게.
별이 네가 엄마 뱃속에 있는 동안은 아무것도 필요하지가 않아.
하지만 네가 세상에 나오면 엄마 뱃속처럼 너를 감싸줄 것들이 필요하단다.
네 몸을 따뜻하게 감싸줄 배내옷이랑, 별이 네가 내놓는 쉬와 응가를 받아낼 기저귀, 또 네 머리를 받쳐줄 베개며, 아늑하게 감싸줄 요와 이불까지.
모두 보드랍고 여린 네 살갗에 닿을 것이니, 아주 깨끗해야 해.
한 번도 쓰지 않은 새것이지만, 모두 꺼내어 깨끗이 빨았단다.
뜨거운 물에 삶아서 말끔히 헹구어 환한 햇살 아래 널어놓았어.
바람에 네 옷이 살랑살랑 흔들리는 모습을 보니, 내게 아기가 있다는 실감이 나는 거 있지?
엄마가 쉬엄쉬엄 일을 했지만, 그래도 우리 별이에게는 힘겨웠나 봐.
오늘따라 유난히도 심하게 움직이던 걸.
이제 다 마쳤으니 편안히 쉬자.
엄마가 자장가 불러줄 테니 한숨 푹 자는 거야.

우리 품에 안길 너를 기다리며

다섯째마당 5

새는 새는 나무에 자고 쥐는 쥐는 구멍에 자고
소는 소는 마구에 자고 닭은 닭은 홰에 자고

돌에 붙은 따개비야 나무에 붙은 솔방울아
나는 나는 어데 잘까 우리 엄마 품에 자지

칭얼 칭얼 청삽사리 마루 밑에 잠을 자고
넙덕넙덕 숭어 새끼 바위틈에 잠을 자고

꼬글꼬글 꼬글 할매야 쪼글쪼글 쪼글 할배야
나는 나는 어데 잘까 우리 엄마 품에 자지

엄마품 / 전래동요

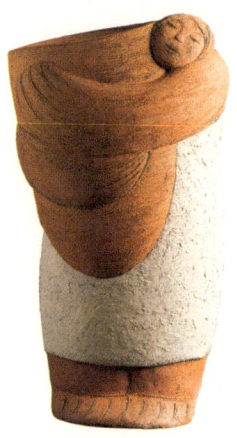

우리 **별이** 예쁜 별이 엄마 품에 잠을 자네,
별아 잘 자렴. 예쁜 꿈꾸고.

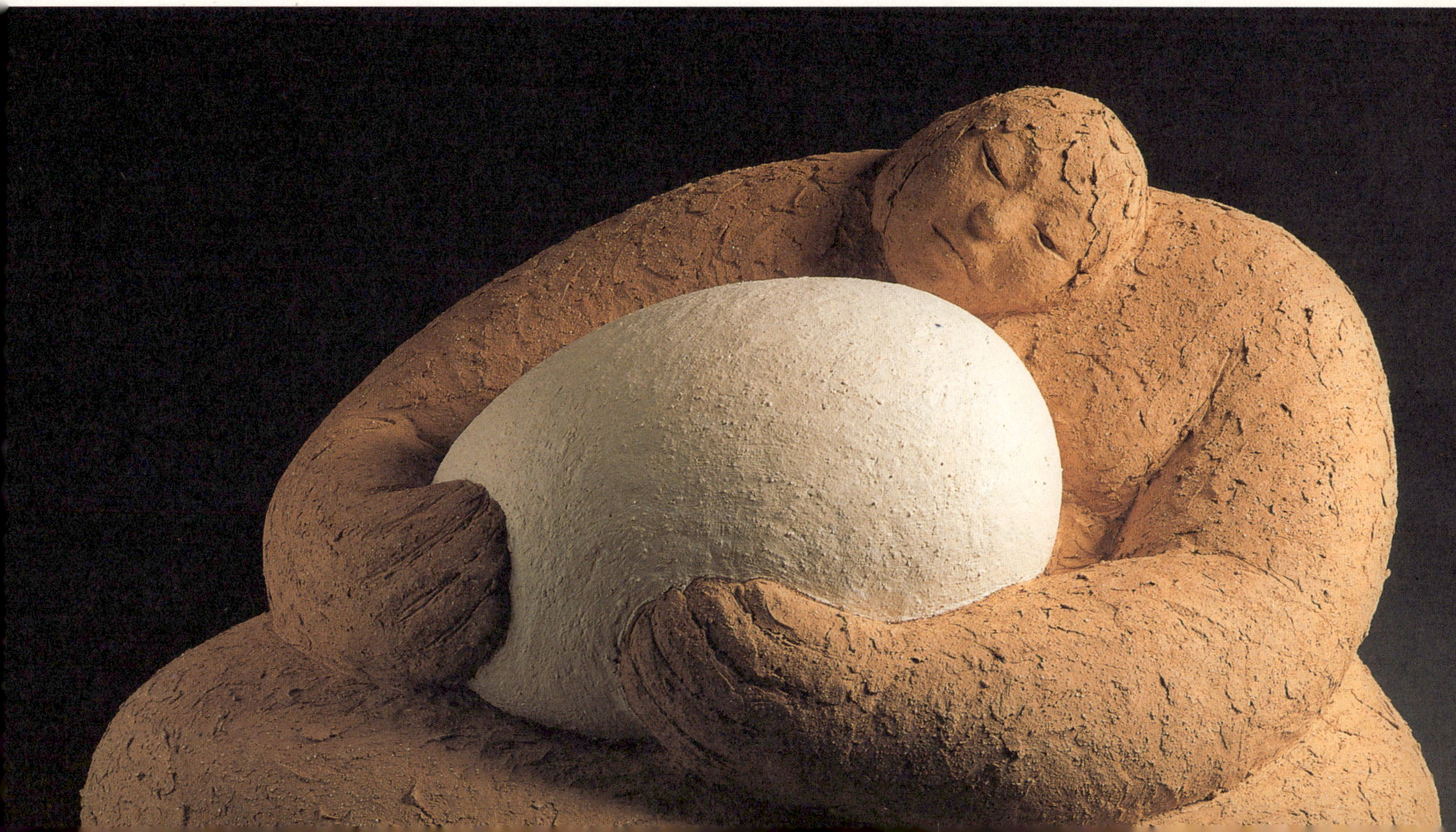

별아,

엄마가 옛날 이야기 해줄게.
까마득한 옛날에 살았던, 우리 별이와 엄마와 아빠와 할아버지 할머니들의,
그러니까 우리 모두의 할아버지 할머니의 이야기란다. 잘 들어보렴.

우리 품에 안길 너를 기다리며

다섯째마당 5

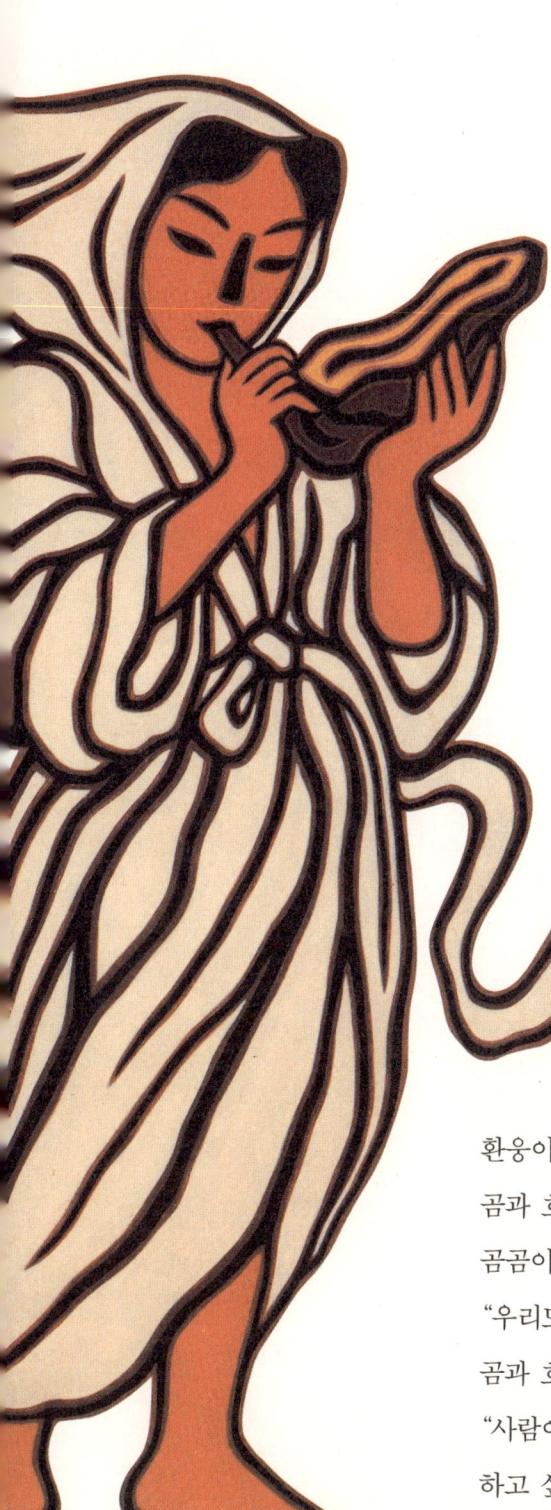

옛날, 아주 먼 옛날이었어. 높고 높은 하늘나라에는 하느님이 계시고,
그 하느님에게는 환웅이라는 총명한 아들이 있었지.
하늘나라는 아름답고 살기 좋은 곳이었지만,
환웅은 늘 구름 아래 땅 위만을 내려다보고 있었어.
그런 환웅을 하느님이 말없이 지켜보고 있었지.

어느 날 하느님이 환웅을 불렀어.
그리고는 땅으로 내려가 살아도 좋다고 허락을 하였지.
"환웅아, 땅에 내려가거든 이 하늘나라처럼 살기 좋은 곳으로 만들거라."
환웅은 바람의 신, 비의 신, 구름의 신과 삼천 명의 신하를 거느리고 땅으로
내려왔어.
산이 푸르고, 맑은 물이 흐르는 곳, 철따라 아름다운 꽃들이 피고, 작은 짐
승들이 평화롭게 뛰노는 동쪽나라였어. 지금 우리가 살고 있는 이 땅이지.

환웅은 이 골짝 저 골짝에 흩어져 있던 사람들을 모아서 어질고 지
혜롭게 다스렸단다.
사람들은 곡식을 거두어 배불리 먹고, 따뜻한 옷과 아늑한 집에서
잘 살았단다. 더 이상 싸우지도, 나쁜 짓도 하지 않았어.
이 땅은 하늘나라처럼 살기 좋은 곳이 되었지.

환웅이 다스리는 도시 가까운 곳에 동굴이 있고, 거기에는 곰과 호랑이가 살고 있었단다.
곰과 호랑이는 잘 사는 사람들이 정말 부러웠어. 그래서 사람이 되고 싶었지.
곰곰이 생각한 끝에 곰과 호랑이는 환웅을 찾아갔어.
"우리도 사람이 되고 싶어요. 부디 사람이 되게 해 주세요."
곰과 호랑이는 간절하게 빌었어. 환웅은 이들이 가여워서 소원을 들어주기로 했어.
"사람이 짐승과 다른 점은 바로 참을 줄 안다는 것이다.
하고 싶다고 되는 대로 행동해서는 절대로 사람이 될 수 없다."

이만익 〈유화취적도〉 캔버스에 유채, 162×112cm, 1998년

환웅은 쑥 한 묶음과 마늘 스무 톨을 주면서 말했어.

"이 마늘과 쑥만을 먹거라. 백일 동안 햇빛이 들지 않는 굴 속에서 한마음으로 정성껏 기도를 한다면 사람이 될 수 있느니라."

곰과 호랑이는 고맙다고 수없이 머리를 조아렸어. 이제 사람이 된다고 생각하니 정말 기뻤지.

그런데 말이야, 매일매일 매운 마늘과 쓴 쑥만을 먹으려니 몹시 괴롭고 배가 고팠어. 게다가 햇빛도 들지 않는 굴 속에 갇혀 있으니 정말 답답했지.

"곰아, 더 이상 못 참겠어. 사람이 안 돼도 좋아. 난 밖으로 나갈래. 마음껏 돌아다니며 먹고 싶은 것을 실컷 먹을 테야."

이렇게 말하는 호랑이를 곰은 달랬어.

"호랑아, 조금만 더 참자. 우리가 얼마나 사람이 되고 싶었는데. 이 괴로움을 참고 이겨내야 해."

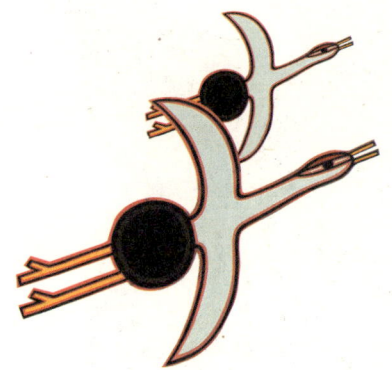

그러나 호랑이는 동굴을 뛰쳐나가 버렸단다.

혼자 남은 곰은 정말 견디기 어려웠어. 하지만 두려움과 배고픔을 참고 이겨서 마침내 백 일 째 되는 날 예쁜 여자가 되었어.

환웅은 웅녀라는 이름을 지어주었지. 곰아가씨라는 뜻이야.

시련을 참고 이겨낸 웅녀는 눈부시게 아름다웠어.

환웅은 웅녀와 결혼을 했지.

그리고 아들을 낳았는데, 바로 단군이야. 우리 민족의 할아버지지.

단군 아기가 무럭무럭 자라 어른이 되자, 아버지 환웅은 단군을 불러 말했어.

"내 아들 단군아, 너는 하느님의 자손임을 잊지 말거라.

그리고 네 어머니처럼 어떤 어려움도 참고 헤쳐나가는 사람이 되거라."

환웅은 다시 하늘나라로 올라갔어.

단군은 이 땅에 나라를 세우고 아버지처럼 훌륭한 임금님이 되셨어.

어질고 슬기롭게 나라를 다스리다 이 나라를 보호하는 산신이 되셨지.

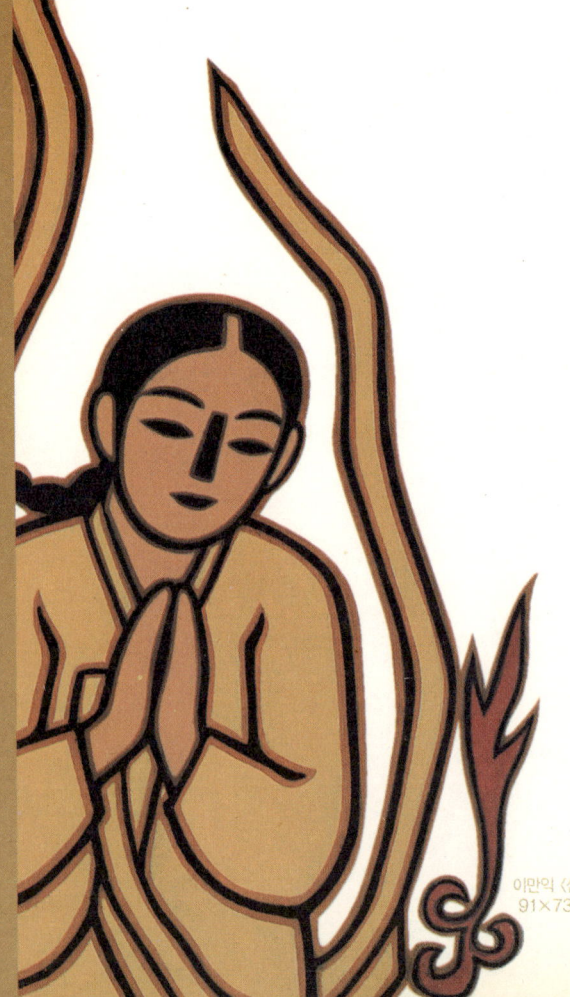

이만익 〈심청〉 캔버스에 유채
91×73cm, 1998년

다섯째마당 5
우리 품에 안길 너를 기다리며

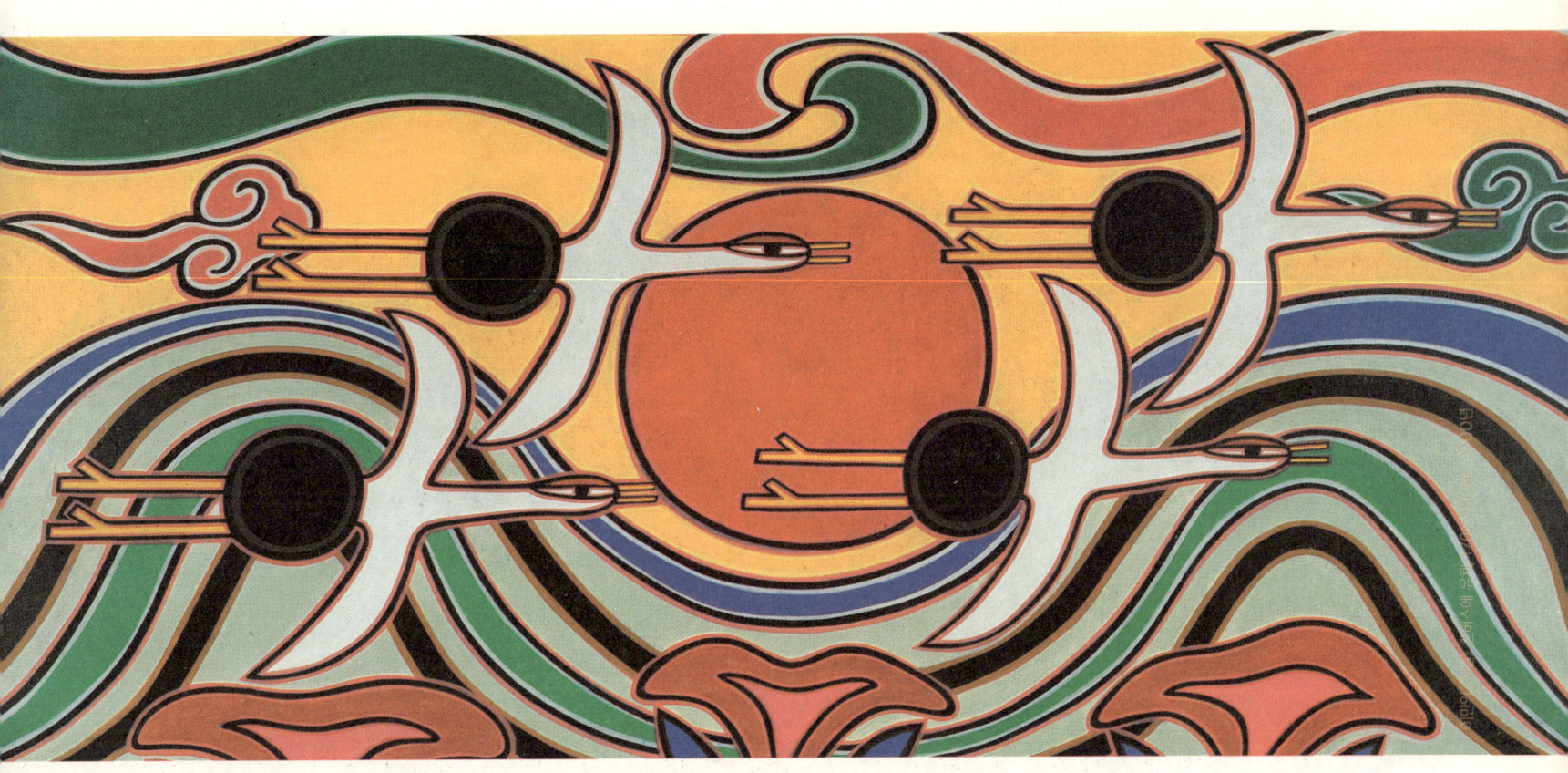

별아,

단군 임금님이 바로 우리들의 할아버지란다.
단군 임금님의 아버지가 하느님의 아들이니까,
우리는 곧 하늘의 자손이지.
하늘처럼 드높은 이상과 크고 바른 생각, 먹구름 속에서도 원래의 모습을 잃지 않는 순수함,
이런 좋은 것들을 네가 지녔으면 좋겠어.
그리고 곰할머니처럼 꿈을 이루기 위해 어떤 어려움도 참고 이겨내는 사람이 되었으면 한다.
엄마가 우리 민족의 신화를 네게 들려주는 이유란다.
엄마의 바람이 네게 전해졌기를 바래.

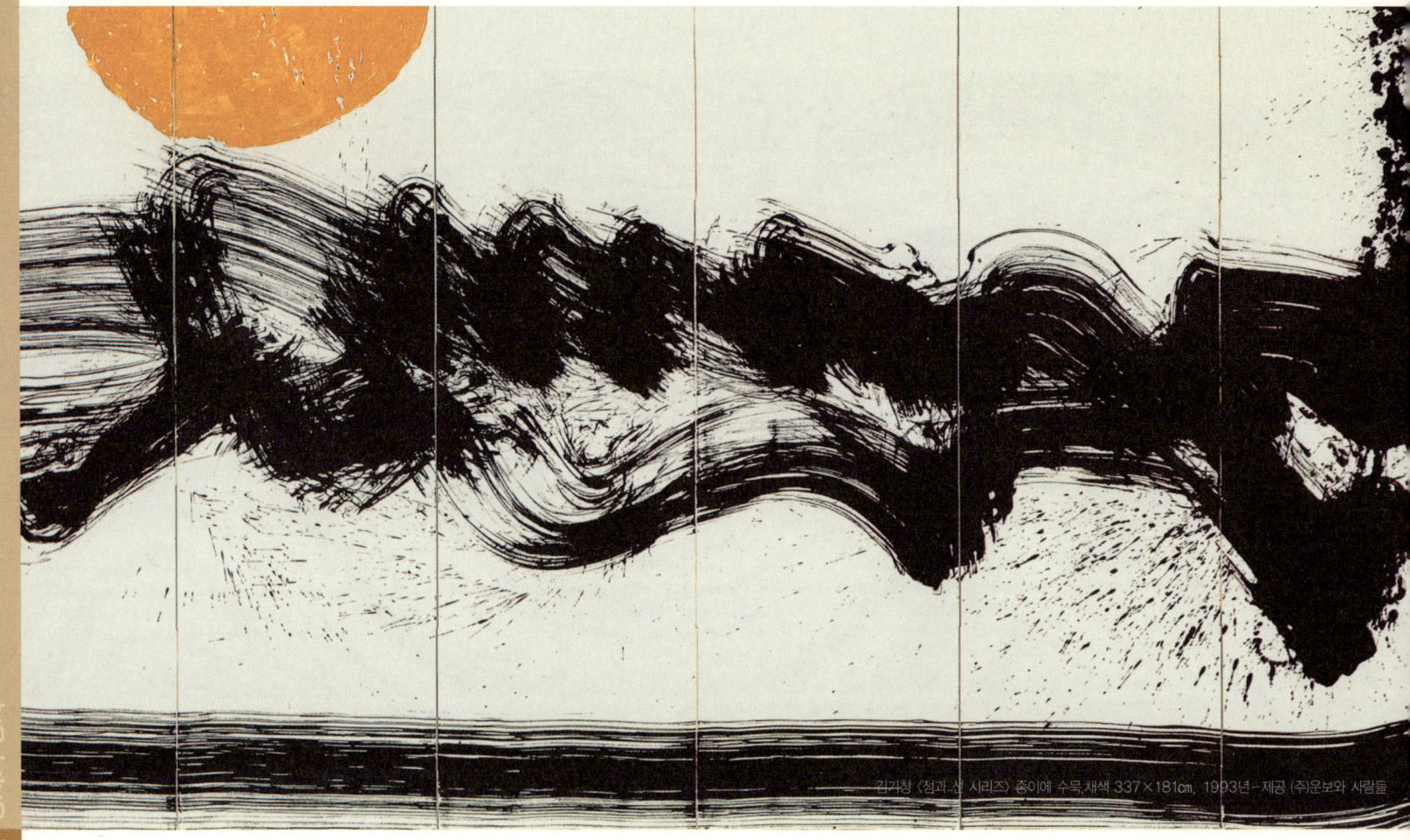

김기창 〈점과 선 시리즈〉 종이에 수묵.채색 337×181cm, 1993년 - 제공 (주)운보와 사람들

별아,

오늘은 엄마가 지치고 힘이 드는구나.

별이 너 역시도 기분이 별로 안 좋은 것 같아. 잔뜩 웅크리고 있잖아?

네가 단단하게 뭉쳐 있어서 엄마는 배가 당기고 힘들어.

별아, 엄마의 손길이 느껴지니?

엄마는 지금 배를 부드럽게 쓰다듬고 있단다.

단단하게 뭉친 곳이 풀어지는 걸 보니, 우리 별이는 엄마의 손길을 아주 좋아하는구나.

별아, 우리 기분을 좀 바꿔볼까? 힘이 나는 시를 한 편 읽자꾸나.

우리 품에 안길 너를 기다리며

깜장 흙 속의 푸른 새싹들이

흙덩이를 떠밀고 나오면서

히-영치기 영차

히-영치기 영차

돌팍 밑에 이쁜 새싹들이

돌팍을 떠밀고 나오면서

히- 영치기 영차

히- 영치기 영차

흙덩이도 무섭지 않고

돌덩이도 무섭지 않은 애기싹들이

히-영치기 영차

히-영치기 영차

영치기 영차 / 박소농

별아,

씩씩한 새싹들을 생각하니까 기분이 좀 밝아졌지?
우리 별이도 나중에 엄마의 몸을 힘차게 열고 나와야 해.
히영치기 영차 히영치기 영차 하면서.
별아, 우리 힘이 솟게 신나는 음악을 틀어놓고 춤을 출까?
그 다음에는 시장에 가서 맛있는 과일이랑, 입맛나는 반찬 거리를 사는 거야.
꽃집에 가서 예쁘고 향기로운 꽃도 한 다발 사고.
자, 어서 시작하자!

별아,

여기는 네 방이야.
창문에는 화사한 커텐이 드리워져 있고, 벽에는 고운 빛깔의 벽지를 발랐어.
네 옷이 들어 있는 서랍장을 열어 볼까?
이 하얀 옷은 네가 태어나자마자 처음 입게 될 옷이야. 배냇저고리라고 하지.
요 앙증맞은 양말 좀 봐. 조그맣고 예쁜 네 발에 신길 거지.
딸랑딸랑, 이 소리 들리니? 딸랑이야. 너의 첫 장난감. 엄마 아빠가 사랑하는 별이를 위해 처음으로 사본 장난감이란다.
네 방 천장에는 모빌이 걸려 있어. 별이에게 잘 보이는 곳에 매다느라고 엄마와 아빠가 벌인 소동을 떠올리면 웃음이 나.
아빠는 모빌을 이리저리 옮기며 "됐어? 됐어?" 묻고. 엄마는 바닥에 누워 "조금만 옆으로, 조금만 위로, 조금만 아래로." 대답했지.
이 모빌에는 작고 예쁜 동물들이 매달려 있어. 바람이 불면 빙글빙글 돌아가는 모습이 회전목마 같기도 해.

우리 품에 안길 너를 기다리며

다섯째 마당 5

별아, 이 방에서 너의 기나긴 인생이 시작되는 거야.

넌 이곳에서 놀고, 자라고, 공부도 하겠지. 기쁨으로 터질 듯한 가슴을 부여안기도 하고, 소리 죽여 울기도 하겠지.

때론 아늑하게, 때론 갑갑하게도 느껴질 너의 방. 네가 사랑하는 사람들로 가득 차는 날도, 너 혼자만으로 충만하기도 할 너의 방.

엄마는 지금 네 방에서 지나간 시간과 다가올 시간을 내다본다.

지금 네 방은 아득한 시간이 흘러가다 잠시 멈추는 통로야.

이제 엄마는 어떤 글을 읽으려고 해. 전설처럼 아득하고 아름다운 이야기야.

엄마는 어디에서 와서 엄마가 되었으며, 한 아기가 어떻게 소년이 되고 어른으로 자라는지,

별이 넌 마음으로 느껴보려무나.

오래 전 흑석동 어느 길에서 이모 손을 잡고 입이 댓발 나와 끌리듯 따라가는 한 여자아이가 있었다.

이모는 귀여운 조카를 만화가게에서 찾아 집으로 데려오는 길이었다.

눈망울이 큰 그 아이는 못다 본 만화 때문에 심통이 나기도 했지만, 그런 걸 아랑곳하지 않는 이모가 밉살스러워 죽을 지경이었다.

홍옥을 좋아하고 큰 책상을 좋아하던 소녀는 어느새 커서 제법 젖이 봉긋해지고 머리카락에는 윤기가 흐르기 시작했다.

여고 시절. 남학생들의 시선에 복숭아빛 홍조를 띠며 밀어같이 심장이 두근거리기도 했다. 폭풍우가 되고 산들바람이 되어 우윳빛 흰 살을 스치는 사모하는 선생님의 음성. 청춘은 대나무 싹처럼 자라고 세월은 그녀를 가꾸기에 여념이 없었다.

아침이면 드뷔시로 수놓은 이슬이 부서지고 저녁의 황혼은 드보르작의 첼로협주곡을 타고 퍼졌다.

행복을 위해 기도했다기보다는 암울한 기도마저도 행복했다.

스스로 사랑에 빠진 걸 알았을…….

그 달콤한 비밀이 간지르는 유혹과 속삭임은 모든 감성의 솜털들을 흔들어 깨워, 아무리 멀리 있어도 그이의 숨소리를 들을 수 있었다.

그녀는 자신이 장미와 너무 흡사한 데 놀랐다. 그러나 그녀의 달력에는 유월 이외의 달이 없었다. 생멸하는 모든 것에서조차 보석 같은 영원을 발견했으며, 자신의 사랑 또한 변함없는 축복이라는 것을 의심하지 않았다.

약혼. 그녀는 오래된 인류의 습관을 믿지 않았다.

결혼. 그녀는 기차가 자주 다니는 철로가 매끄럽다는 걸 알게 되었다.

그러나 그녀는 무엇에고 익숙해지는 걸 두려워했다. 일수놀이 같은 사랑은 모욕이었다. 처음으로 행복에 관하여 스스로에게 물어보았다. 결혼은 행복을 담기에 훌륭한 그릇이라고 여겼으며, 그 그릇은 기다림이라는 수실로 무늬가 새겨지는 것이라 믿었다.

뜨개질을 배웠다. 뱃속엔 아기가 크고 있었다. 살이 트면 소나무 줄기 같다고 생각했다. 배가 많이 불러지자 흥부네 박을 떠올리기도 했다.

아기가 태어나자 그녀는 오르골이나 모빌에서 나는 영롱한 멜로디 속에 살게 되었다.

아기 냄새……. 생명……. 아기는 무럭무럭 자랐다.

"엄마."

아이가 부르는 소리를 듣자 그녀는 오랜 꿈으로부터 화들짝 놀라 깨었다.

귀여운 아이는 엄마에게 돼지 삼형제와 늑대 이야기를 해주었다. 장난감 자동차와 물총과 블록은 엄마가 살 수 있는 최고의 선물이었다.

코코블록이 물릴 때쯤, 아이는 유치원엘 갔다.

유치원 입학식 날. 엄마는 가장 예쁜 옷을 입고 갔다.

그림을 그릴 때마다 놀라고, 노래를 부를 때마다 박수를 쳤다.

유치원 졸업식. 밤새도록 만든 왕관을 쓴 아이의 모습을 보며 다짐했다. 절대로 왕이 되어서는 안 된다고……

얼마나 행복했으면 그런 생각이 다 들었을까?

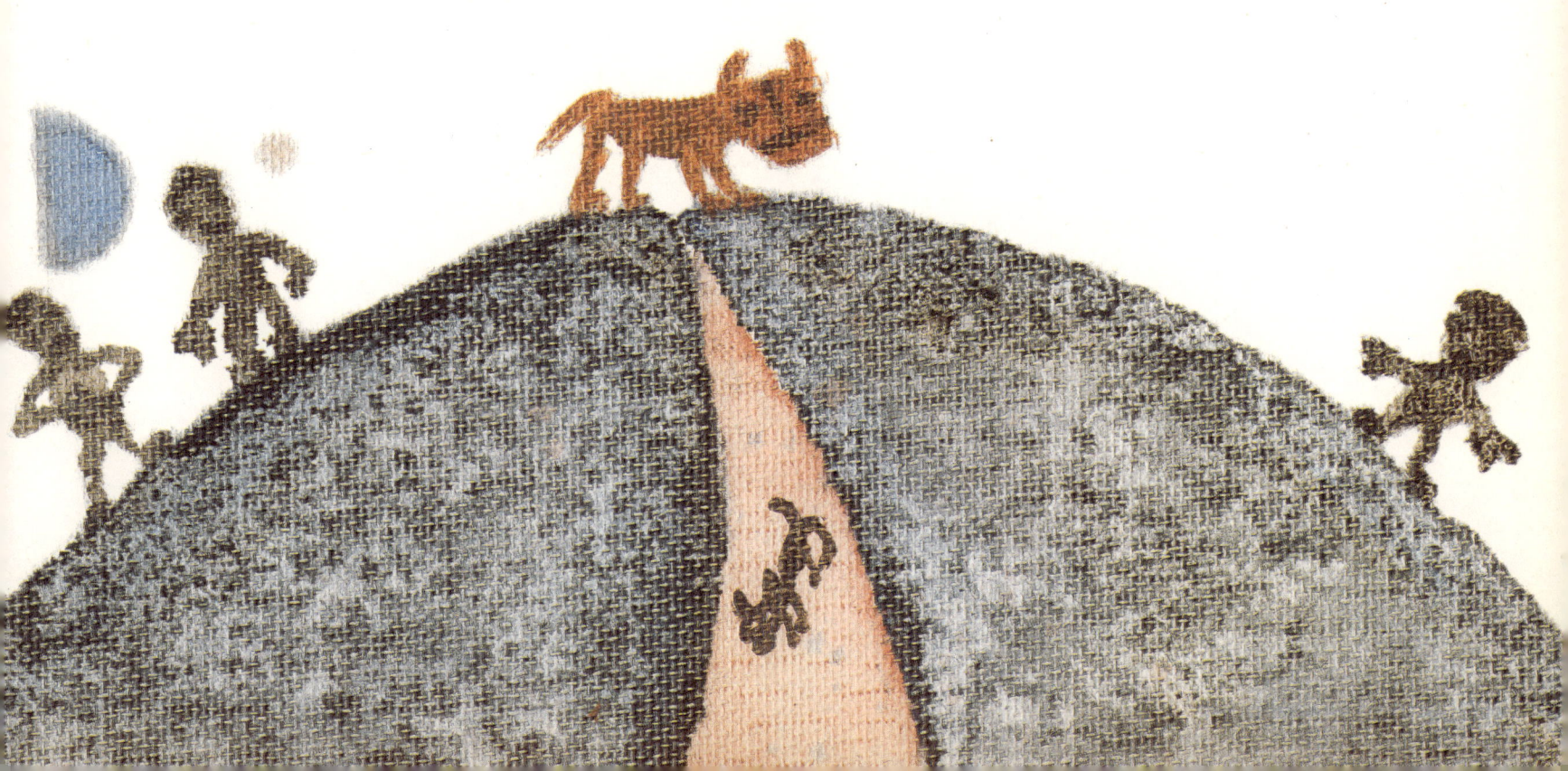

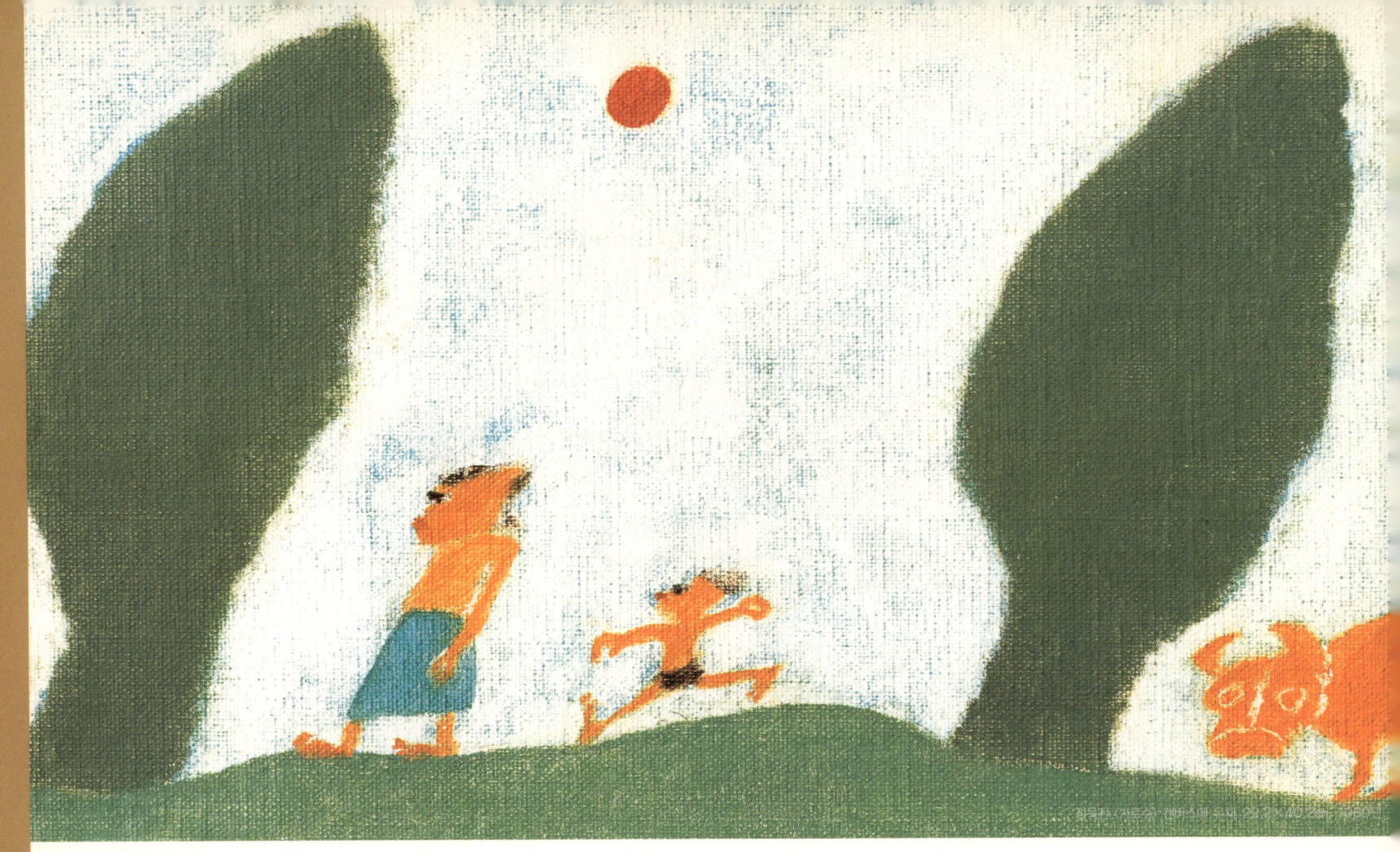

숙제를 하는 손이 귀엽고, 반찬투정이 예뻤다.

아이는 구구단을 외우고 엄마는 찬거릴 사러 갔다.

가끔은 통닭을 사먹기도 하고 김밥을 사먹기도 했다. 떡볶이를 해주면 엄마가 예뻤고, 라면을 끓여주면 엄마가 좋았다.

생일마다 친구들이 오고, 크리스마스마다 선물이 왔다.

비는 아이를 키우며 어미의 근심을 쓸어갔고, 눈은 아이를 덮어주고 어미의 걱정을 잠재웠다.

내 아이의 책을 살 수 있는 책방과 내 아이와 사진을 찍는 사진관과 내 아이가 좋아하는 고로께를 파는 빵집이 있는 은행나무길은 행복의 길이었다.

송사와 답사. 초등학교 졸업식. 겨자가 든 냉채를 먹고도 울지 않는 우리 아들.

엄마는 대견한 아들을 한없이 바라보았다.

이제 조금만 더 있으면 고추에 털이 나겠지.

교복을 입고 등교하는 소년은 누구인가?

인사도 잘 하고 씩씩하게 학교 가는 저 사람이 도대체 누구인가?

풀 먹여 정성스레 다린 하얀 교복을 땟국물이 흐르도록 더럽게 만들어서 돌아

오는 용감한 사람은 누구인가?

어미는 그 모든 신비함으로 아들을 보았다.

취중(醉中) / 김창완

별아,

지금 너는 모든 걸 엄마에게 의지하고 있지.
엄마의 태에서 떨어져 나와 너는 자라고, 조금씩 너의 길을 밟아가겠지.
그 과정 하나하나가 엄마에게는 선물이고, 행복일 거야.

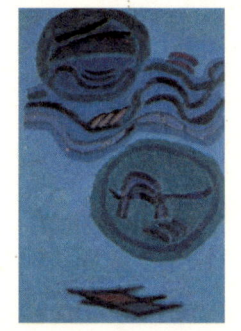
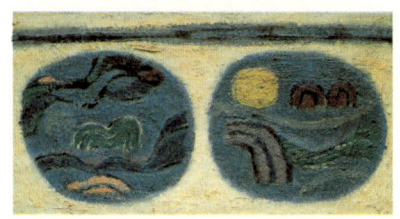

별아,

이 소리 들리니? 촤르르르 쏴아 하는 소리.
파도가 밀려왔다가 물러가는 소리야.
이 비릿하고 싱그러운 냄새는 바로 바다의 향기.
저 멀리 수평선을 향해 배가 떠가네.
별아, 엄마는 지금 바다에 왔단다.
끝없이 펼쳐진 바다를 보고 있으면 정말 신비한 기분이 들어.
저 푸른 장막 밑에 끝모를 깊이가 있고,
수많은 바다 생명들이 살고 있다는 게 믿어지지 않아.
엄마는 모래밭을 걸으며 알고 있는 바다 노래는 모두 불렀어. 너도 들었지?
그 중에서도 너에게 꼭 들려주고 싶은 노래가 하나 있단다.
엄마가 부를 게 들어봐.

엄마가 섬그늘에 굴 따러 가면
아기가 혼자 남아 집을 보다가
바다가 불러주는 자장 노래에
팔 베고 스르르르 잠이 듭니다.

아기는 잠을 곤히 자고 있지만
갈매기 울음소리 맘이 설레어
다 못찬 굴바구니 머리에 이고
엄마는 모랫길을 달려옵니다.

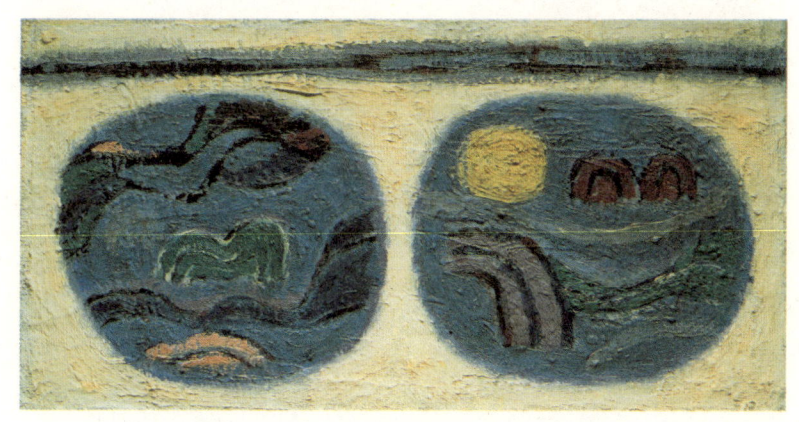

김환기 〈달 둘〉 캔버스에 유채, 22×41cm, 1950년대

별이는 바닷가 마을의 아기입니다.
해당화가 곱게 핀 하얀 모래언덕을 넘으면 푸른 물결이 하늘과 맞닿아 있는 바다가 나옵니다.
모래 언덕에 앉아 바라보면 저 먼 곳으로부터 남실대며 달려오는 작은 파도들.
해변에 이르러 하얗게 웃으며 되돌아가는 파도가 별이의 친구입니다.
문설주에 귀대고 있으면 별아, 별아 부르는 바다의 노래.
가만히 듣다가 별이는 잠이 듭니다.
별이의 잠은 별이를 데리고 방문을 나섭니다.
댓돌 위에 가지런히 놓인 꽃신을 신고 별이는 아장아장 바다로 갑니다.
별이의 작은 발자국이 꽃잎처럼 점점이 찍히는 그 뒤를 바둑이도 쫄랑쫄랑 따라갑니다.
별이의 꽃신 속으로 모래가 들어가 자꾸만 발을 간지럽힙니다.
별이는 신을 벗습니다.
빨간 해당화 한 송이를 따서 넣으면, 별이의 꽃신은 쪽배가 되어 흐릅니다.

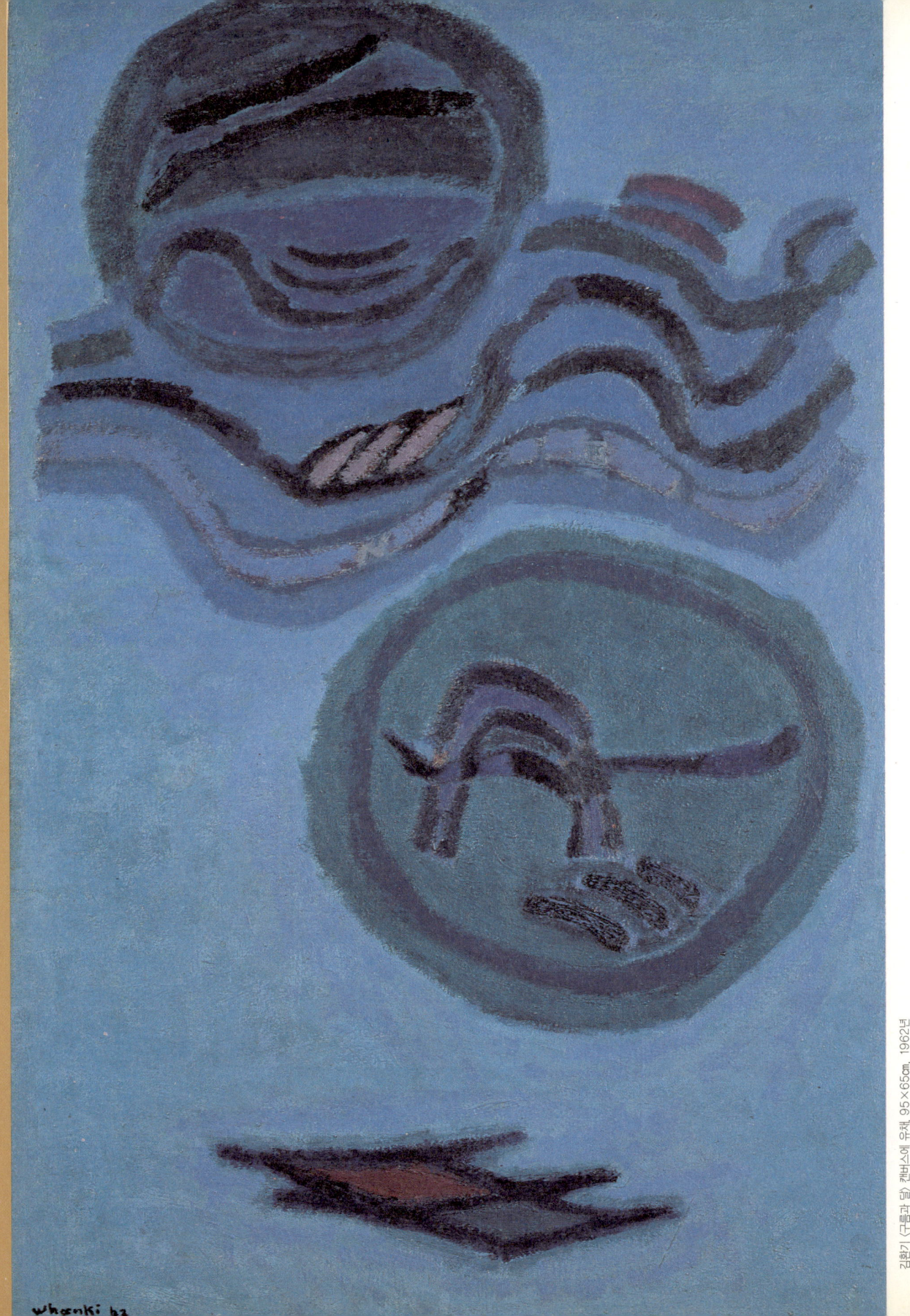

김환기 〈구름과 달〉 캔버스에 유채, 95×65cm, 1962년

어기야 디어차 뱃노래에 맞추어 끄덕끄덕 물살에 흔들리는 배.

웬 아기가 물 속에서 별이를 바라봅니다.

"안녕?" 웃으며 별이가 손을 내밉니다.

달빛처럼 얼굴이 하얀 물아기가 별이의 손을 마주잡습니다.

별이는 꽃신 속의 해당화 꽃을 물아기에게 내밉니다.

물아기가 쌩긋 웃고는 해당화 꽃을 물풀 같은 머리칼 사이에 꽂습니다.

별이는 물아기의 손을 잡고 바다를 헤엄칩니다.

은빛 물고기 떼가 헤엄쳐 가고, 초록 물풀이 춤을 춥니다.

물살을 가르며 돌고래와 경주도 합니다.

저만치 물아기의 집이 보입니다.

조개껍질로 짓고 산호초로 장식한 예쁜 집이 바위에 기대어 있습니다.

"별아, 별아!"

별이를 부르는 엄마 목소리가 아득하게 들립니다.

별이는 물아기의 손을 놓고 엄마가 부르는 곳으로 갑니다.

물아기가 몹시 아쉬워하며 분홍빛 조가비를 쥐어줍니다.

머뭇거리는 잠을 뒤에 두고 별이는 힘차게 물살을 가르며 솟구칩니다.

햇볕에 달아 따가워진 모랫벌을 달려 엄마가 부르는 집으로 갑니다.

엄마가 마루에 걸터앉아 방문을 엽니다.

별이는 눈을 비비며 문지방을 넘어 엄마 품에 와락 안깁니다.

엄마에게서 싱그럽고 비릿한 바다 내음이 납니다.

쿵쾅쿵쾅 엄마의 가슴 뛰는 소리도 들립니다.

별이는 엄마의 어깨 넘어로 반짝이는 바다를 바라봅니다.

별이 손에서 물아기가 쥐어준 분홍 조가비가 서늘합니다.

별아,

엄마는 나중에 우리 별이를 꼭 바다에 데려오고 싶어.
모래밭에서 성도 쌓고, 조개랑 게도 잡고, 바닷물에서 헤엄도 치고.
혹시 또 아니? 물아기를 만나서 친구가 될는지.
별아, 지금은 이 파도 소리랑 엄마가 불러주는 바다노래로 만족하렴.

별아,

엄마 목소리 들리지?
우리는 그 동안 정말 많은 이야기를 나누었어.
네가 엄마 뱃속에 있던 행복했던 기억은 무엇으로도 지울 수 없을 거야.
별아, 이제 곧 너를 엄마의 두 팔로 안아볼 수 있겠구나.
눈을 마주치며, 웃음 띤 환한 얼굴을 보여주며, 이야기할 수 있게 되었구나.
너의 모습은 얼마나 사랑스러울까?
너를 안으면 얼마나 포근할까?

너는 이렇게 가까이 있는데, 우리가 만나기 위해서는 크고 깊은 강을 건너야
한단다. 고통과 두려움과 불안이 우리를 삼킬 듯 넘실대는 아주 큰 강.
이제 우린 그 강가에 닿은 거야.
강가에서 많은 사람들이 우리의 만남을 고대하고 있어.
아빠와 두분 할아버지, 할머니들, 고모와 이모, 삼촌,
그리고 우리를 알고 우리를 축복해주었던 많은 사람들.
별아, 우리 잘 해내겠다고, 자신 있다고 손을 흔들어주자.

이렇게 큰소리 치지만 별아, 엄마는 가끔 자신이 없어지기도 하고 불안한 마
음이 들기도 해. 그럴 때면 엄마는 너를 떠올리며 시 하나를 마음속으로 읊조
린단다. 용기가 생기거든.

우리 품에 안길 너를 기다리며

다섯째마당 5

밤과 낮 오고가는 이 세계는 하늘과 땅으로 짝 지어졌다네.
둘은 서로 한몸 이루어 꽃과 나무를 키우며 산다네.
하늘과 땅의 동그라미 속에서 한 아기가 태어나네.
아기는 자라 무엇이 될까?
여자 아기는 자라서 어머니가 되고, 남자 아기는 자라서 아버지가 된다네.
둘은 서로 한몸 이루어 한 그리움으로 산다네.
그리움의 태에서 미래의 아기들이 태어나네.
그들은 자라 무엇이 될까?

우리들의 아기는 살아있는 기도라네.
우리 아기에게 해가 되라 하면 해로 솟을 것이네.
우리 아기에게 별이 되라 하면 별로 빛날 것이네.
우리 아기에게 희망이 되라 하면 희망으로 떠오를 것이네.
우리 아기에게 길이 되라 하면 길이 될 것이네.
누구나 우주의 주인으로 태어난다네.
누구나 이 땅의 주인으로 걸어갈 수 있다네.
우리들의 아기는 살아있는 기도라네.
우리들의 아기는 살아있는 기도라네.

우리들의 아기는 살아있는 기도라네 / 고정희

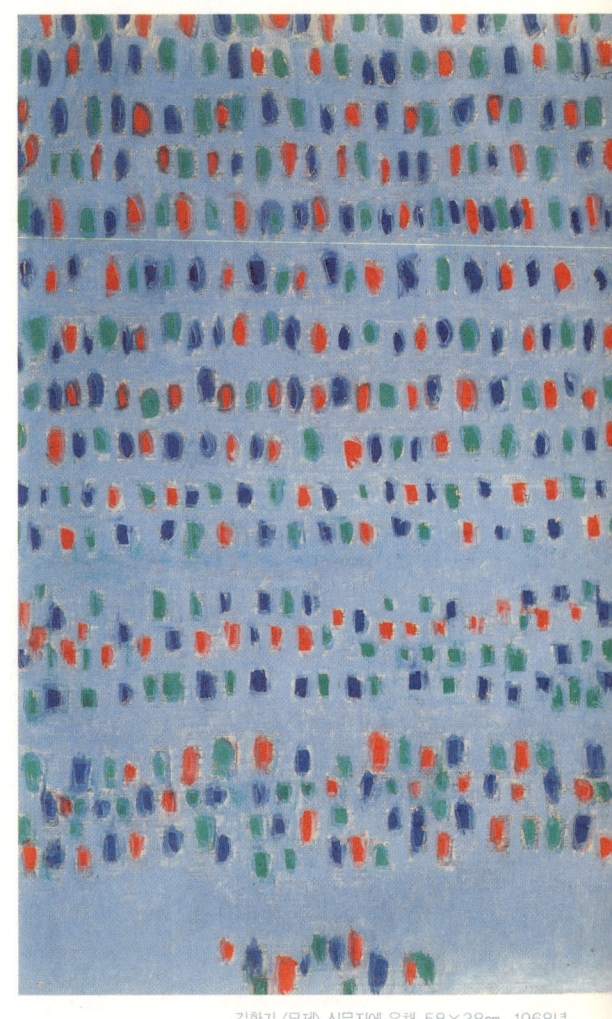

김환기 《무제》 신문지에 유채, 58×38cm, 1968년

우리 별이는 이제 밖으로 나올 준비가 되어 있고, 엄마는 별이 너를 만나러 간다.
네가 몸담고 있던 아기집이 심하게 수축하면서 엄마의 문이 조금씩 열리면, 별이는 온몸으로 그 좁은 문을 열며
세상으로 나오는 거야. 그 과정이 별이에게나 엄마에게나 몹시 고통스럽다고 해.
하지만 별아, 우리 잘 이겨내자. 열심히 고통의 파도를 헤치며 단 한 가지만을 생각하는 거야.
나는 별이 너를, 너는 엄마를.

엄마의 온 생애를 바쳐 사랑한다. **별아.**

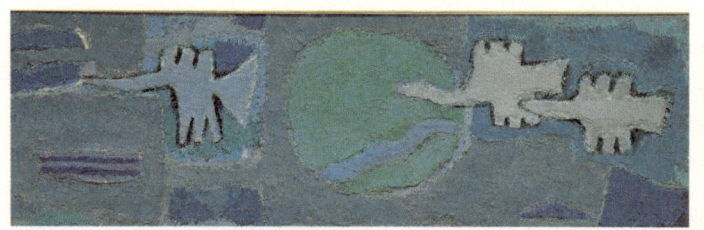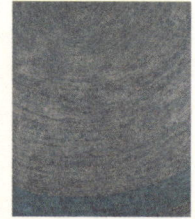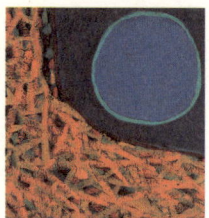
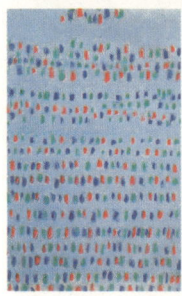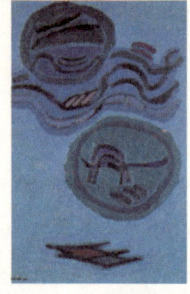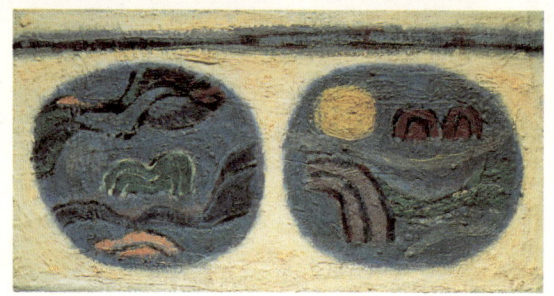
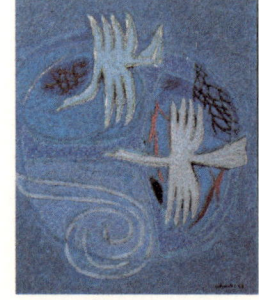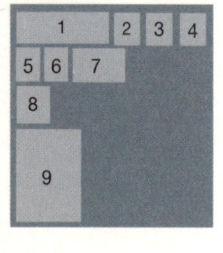
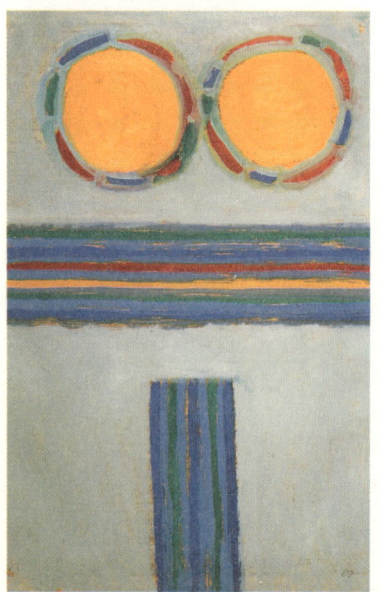

게재작품 목록

김환기 작품명

1. 달과 새, 캔버스에 유채, 93×137㎝, 1963년
2. 무제, 면포에 유채, 254×203㎝, 1971년
3. 공기와 소리 I, 면포에 유채, 264×208㎝, 1973년
4. 달, 캔버스에 유채, 39×39㎝, 1950년대
5. 무제, 신문지에 유채, 58×38㎝, 1968년
6. 구름과 달, 캔버스에 유채, 95×65㎝, 1962년
7. 달 둘, 캔버스에 유채, 22×41㎝, 1950년대
8. 새, 캔버스에 유채, 74×60㎝, 1958년
9. 무제, 신문지에 유채, 58×38㎝, 1967년

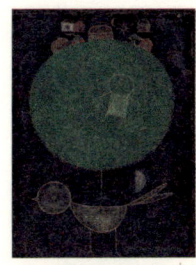
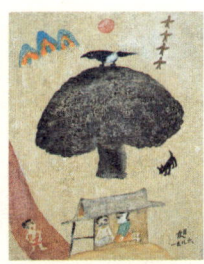
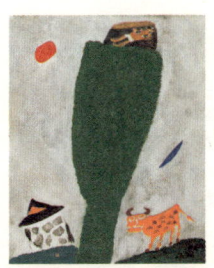
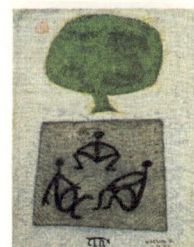
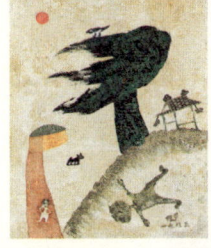
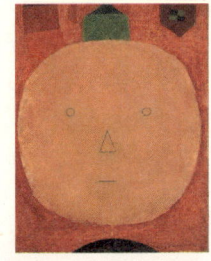
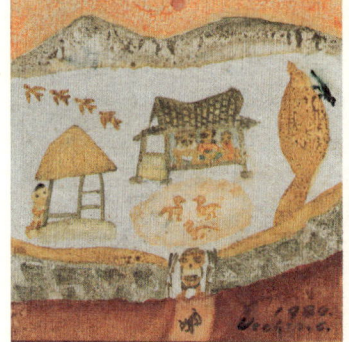
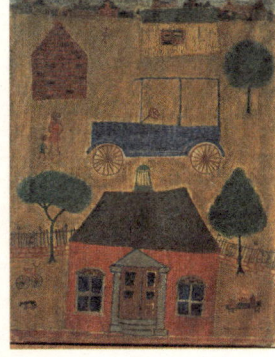
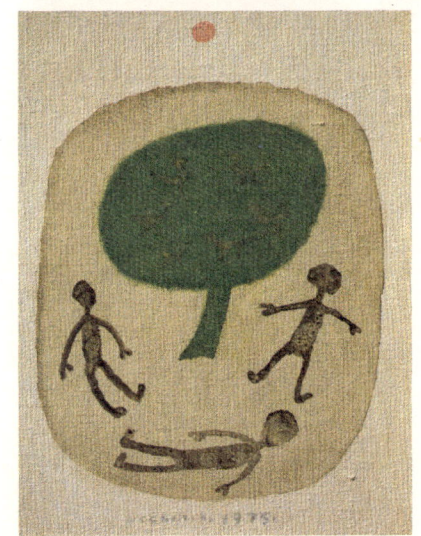
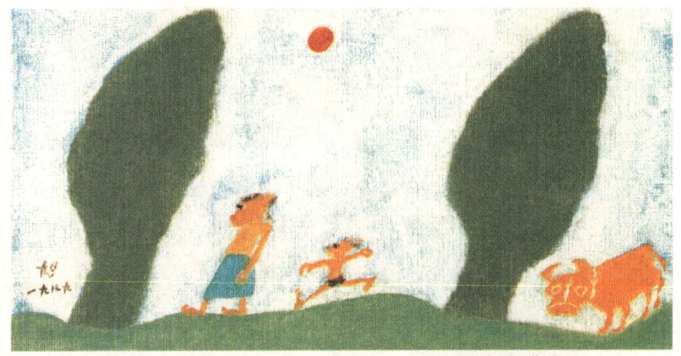
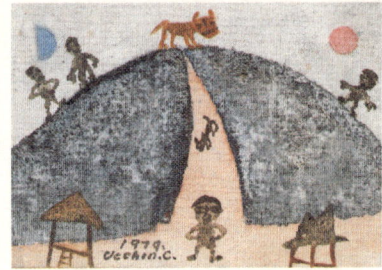
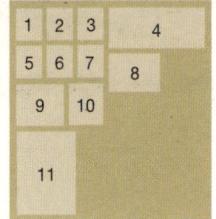

장욱진 작품명

1. 나무와 새, 캔버스에 유채, 34×24cm, 1957년
2. 까치와 나무, 캔버스에 유채, 41×32cm, 1986년
3. 나무, 캔버스에 유채, 41×32cm, 1989년
4. 가로수, 캔버스에 유채, 22.2×40.2cm, 1989년
5. 멍석, 캔버스에 유채, 32×23.5cm, 1973년
6. 아이와 나무, 캔버스에 유채, 28×22cm, 1983년
7. 얼굴, 캔버스에 유채, 40×30cm, 1957년
8. 길, 캔버스에 유채, 12.7×17.3cm, 1979년
9. 수안보 집, 캔버스에 유채, 26×24cm, 1980년
10. 자동차가 있는 풍경, 캔버스에 유채, 40×30cm, 1953년
11. 세사람, 캔버스에 유채, 17.7×12.3cm, 1979년

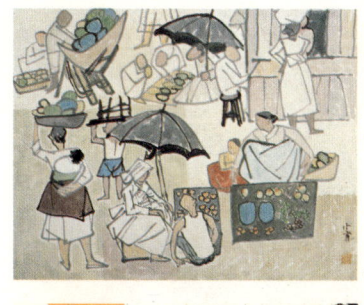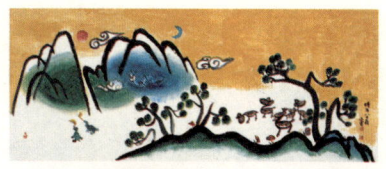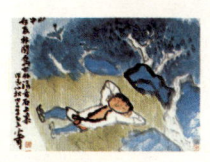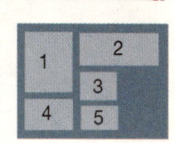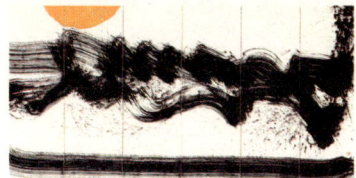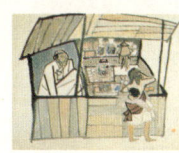

김기창 작품명 〈제공 (주)운보와 사람들〉

1. 노점, 한지에 수묵담채, 58×68㎝, 1953~55년
2. 십장생, 종이에 채색, 182×80㎝, 1993년
3. 소년의 꿈, 종이에 수묵채색, 41×32㎝, 1988년
4. 점과 선 시리즈, 종이에 수묵, 342×177㎝, 1993년
5. 구멍가게, 종이에 수묵담채, 55×70㎝, 1953~55년

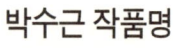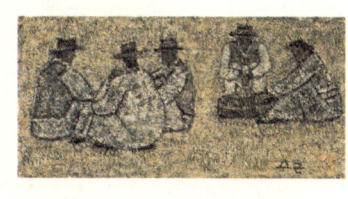

박수근 작품명

1. 아기업은 소녀, 캔버스에 유채, 30×10㎝, 1963년
2. 시장의 사람들, 캔버스에 유채, 19×38㎝, 1950년대
3. 노상, 하드보드에 유채, 23×14㎝, 1960년

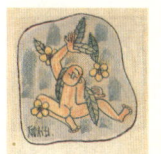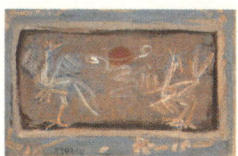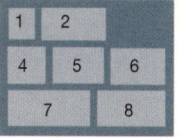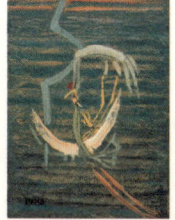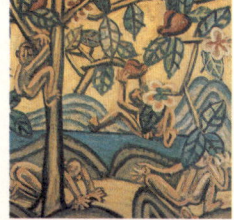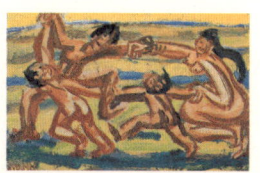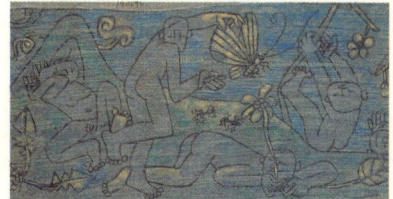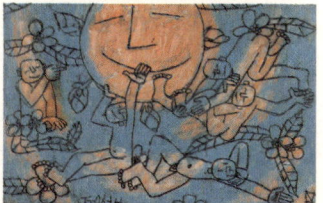

이중섭 작품명

1. 꽃과 어린이, 종이에 펜과 수채, 17×15.3㎝
2. 환희, 종이에 에나멜과 유채, 29.5×41㎝, 1955년
3. 부부, 종이에 유채, 51.5×35.5㎝, 1953년
4. 도원, 종이에 유채, 65×76㎝, 1953년 무렵
5. 춤추는 가족, 종이에 유채, 22.7×30.4㎝
6. 봄의 어린이, 종이에 연필과 유채, 32.6×49㎝
7. 해와 아이들, 종이에 유채와 연필, 32.5×49㎝

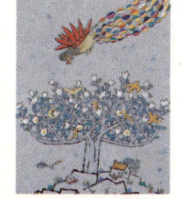
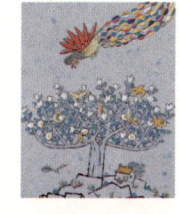

이왈종 작품명

제주생활의 중도, 한지에 혼합, 253×600㎝, 1999~2000년

제주생활의 중도, 한지에 혼합, 170×133㎝, 1999년

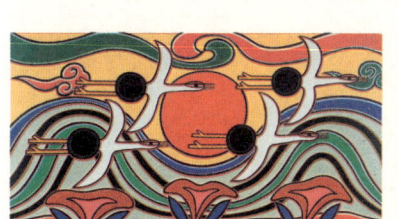
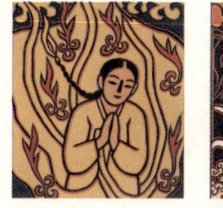
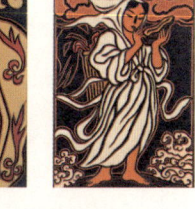
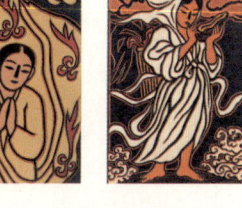

이만익 작품명

1. 새날, 캔버스에 유채, 170×330㎝, 2000년
2. 심청, 캔버스에 유채, 91×73㎝, 1998년
3. 유화취적도, 캔버스에 유채, 162×112㎝, 1998년

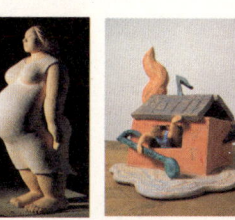
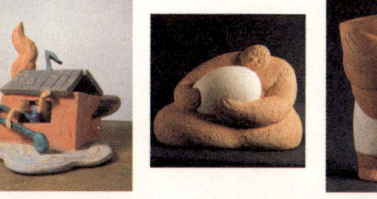
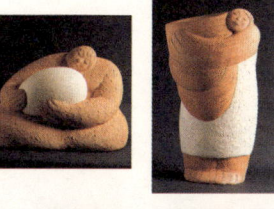
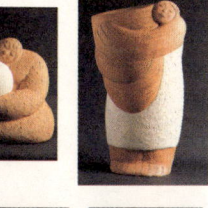
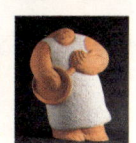
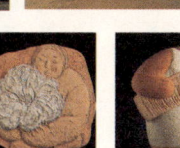
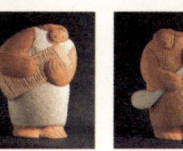
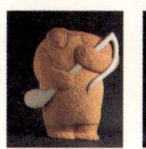
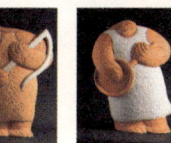

한애규 작품명

1. 바람맞이 I, 테라코타 1100, 40×37×88㎝, 1993년
2. 즐거운 우리집-신바람, 테라코타 1100, 39×42×33㎝, 1993년
3. 생산-앉아있는 여인, 테라코타, 82×44×58㎝, 2000년
4. 항아리와 여인, 테라코타, 48×34×87㎝, 1998년
5. 즐거운 우리집-대청소, 테라코타 1100, 43×34×32㎝, 1993년
6. 봄-2000, 테라코타, 36×35㎝, 2000년
7~9. 삼인조 부엌밴드 II, 테라코타, 68×26×89㎝, 72×27×86㎝, 66×27×86㎝, 1999년

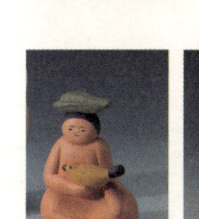
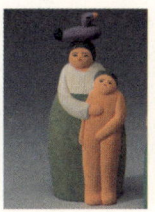
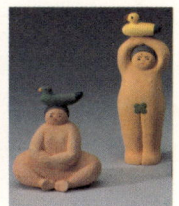
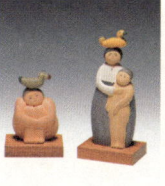
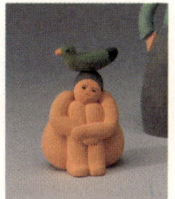

박순애 작품명

꿈 꾸는 닥종이 인형 총6점

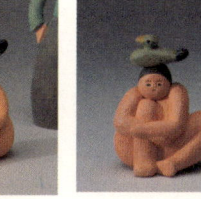
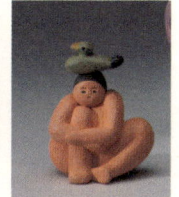

최승천 작품명

새가 있는 풍경 총6점

뱃속아기와 나누고 싶은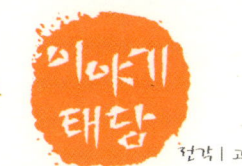

펴낸이 | 곽미순   펴낸곳 | 한울림
글 쓰고 엮은이 | 백미숙   여는글 | 박문일
수록글 | 피천득·박완서·이해인·정채봉·김병규·선안나·손연자·이현주·김창완·백미숙·서진석
그림 | 김기창·김환기·박수근·이만익·이왈종·이중섭·장욱진·최승천·한애규·박순애
기획 | 곽미순   표지 및 본문 디자인 | 이혜경

편집 | 이은영·이은희·임소연   디자인 | 김민서   마케팅 | 김영석·강지연·심혜정

등록 | 1980년 2월 14일 제 318-1980-000007호
주소 | 서울시 영등포구 당산동6가 374번지 삼성A 상가
전화 | (02)2635-8110(편집)   2635-1400(영업)   팩스 | (02)2635-1415
홈페이지 | www.inbumo.com   블로그 | blog.naver.com/hanulimkids

2002년 2월 16일 1판 1쇄 펴냄 | 2012년 2월 15일 1판 11쇄 펴냄
ISBN 978-89-85777-62-9 13590(이야기 태담) / 978-89-85777-61-2 13590(set)

이 책에 실린 글과 그림을 무단으로 복사, 복제, 배포하는 것은 저작권자의 권리를 침해하는 것입니다.
Copyright©한울림, 2002